高血脂
饮食宜忌速查

于建敏／解放军三〇九医院门诊部
主编　　副主任

王晶／解放军三〇九医院营养科
主编　　主治医师

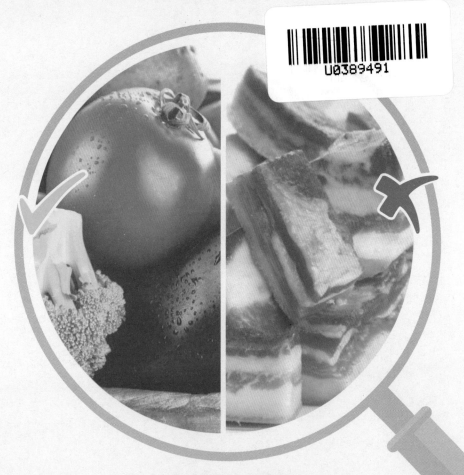

吉林科学技术出版社

图书在版编目（ＣＩＰ）数据

高血脂饮食宜忌速查 / 于建敏，王晶主编． -- 长春：
吉林科学技术出版社，2017.11
ISBN 978-7-5578-3409-8

Ⅰ．①高… Ⅱ．①于… ②王… Ⅲ．①高血脂病－食
物疗法 Ⅳ．① R247.1

中国版本图书馆 CIP 数据核字（2017）第 261150 号

高血脂饮食宜忌速查
GAOXUEZHI YINSHI YI-JI SUCHA

主　　编　于建敏　王　晶
出 版 人　李　梁
责任编辑　孟　波　宿迪超　于潇涵
封面设计　杨　丹
制　　版　悦然文化
开　　本　710 mm × 1000 mm　1/16
字　　数　260千字
印　　张　16
印　　数　1~7 000册
版　　次　2017年11月第1版
印　　次　2017年11月第1次印刷
出　　版　吉林科学技术出版社
发　　行　吉林科学技术出版社
地　　址　长春市人民大街4646号
邮　　编　130021
发行部电话/传真　0431-85635176　85651759　85652585
　　　　　　　　　　　　85635177　85651628
储运部电话　0431-86059116
编辑部电话　0431-85610611
网　　址　www.jlstp.net
印　　刷　长春新华印刷集团有限公司
书　　号　ISBN 978-7-5578-3409-8
定　　价　45.00元
如有印装质量问题可寄出版社调换

P 前言
REFACE

　　随着人们生活水平的提高和饮食结构的改变，越来越多的人患上高脂血症。高脂血症对身体的损害是隐匿性、渐进性和全身性的，早期常常没有明显感觉，易被人们忽视。虽然高脂血症不痛不痒，但是对身体造成的危害是巨大的，最直接的后果是造成"血稠"，使局部血管壁变厚，最终导致全身重要脏器，如心、脑、肾缺血或坏死。另外，高脂血症还是高血压、糖尿病、冠心病、脂肪肝的"导火索"。

　　怎样吃才不会被高脂血症盯上？得了高脂血症如何调控饮食？为了让更多的人通过饮食疗法预防和控制高脂血症，我们编撰了这本《高血脂饮食宜忌速查》。全书分为六部分：绪论部分教你认清高脂血症对身体的危害；第一章让你掌握调节血脂的饮食原则，告诉你哪些饮食细节可以降低血脂、降低血脂的十大营养素以及如何合理安排一日三餐；第二章挑选菜市场和超市方便购买的 70 余种食材，告诉你调节血脂的科学吃法；第三章介绍常见降脂中药如何正确使用；第四章介绍发病率较高的高脂血症并发症的饮食原则，以及宜吃食物和忌吃食物，让你远离并发症，让血管更健康；第五章针对高脂血症特殊人群给出合理的饮食规划，给不同的高脂血症人群带来福音。

　　其实，生活中的许多人之所以被高脂血症盯上，往往是因为不讲究科学的饮食方法，一日三餐安排不合理所致。希望本书传播的科学饮食理念能够深入人心，让你和你的家人在享受美味的同时，收获健康。

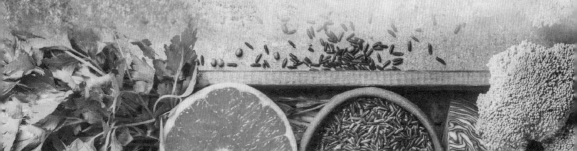

目录CONTENTS

绪论　认清高脂血症真面目

高脂血症分类　　　　　　　　　　10
哪些人易患高脂血症　　　　　　　11
高脂血症对身体有哪些危害　　　　12

高脂血症的早期信号　　　　　　　13
高脂血症的三级预防　　　　　　　14
如何检测血脂　　　　　　　　　　16

第一章　饮食调理有原则　轻松调节高脂血症

调节血脂的饮食原则　　　　　　　18
高脂血症患者的饮食禁忌　　　　　19
注重饮食细节，调节血脂　　　　　20
高脂血症患者如何减少盐的摄入量　23

不同类型高脂血症患者的饮食要点　24
走出高脂血症的常见认识误区　　　26
十大降脂营养素　　　　　　　　　27
一日三餐吃多少、怎么吃　　　　　32

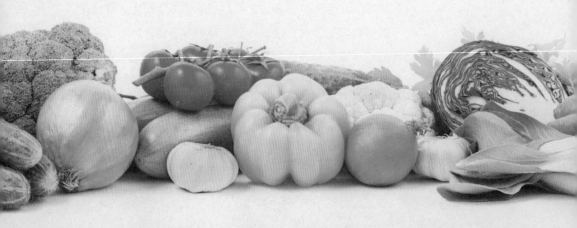

第二章　日常饮食宜忌

谷薯类

玉米 · 降低血液胆固醇浓度　40

薏米 · 改善血脂代谢紊乱　42

小米 · 分解和转化脂肪　44

黑米 · 减少动脉粥样硬化的危险性　46

黑芝麻 · 阻碍合成胆固醇　48

燕麦 · 减少胆固醇的吸收　50

荞麦 · 降低血液中胆固醇含量　52

黄豆 · 促进胆固醇的代谢　54

绿豆 · 减少肠道吸收胆固醇　56

红豆 · 降低血液中胆固醇含量　58

黑豆 · 避免胆固醇堆积在体内　60

土豆 · 促进胆固醇排泄　62

红薯 · 预防心脑血管脂质沉积　64

蔬菜类

白菜 · 帮助排除多余的胆固醇　66

油菜 · 减少脂类的吸收　68

菠菜 · 促进血脂和脂蛋白代谢　70

芹菜 · 清除血管壁上的胆固醇　72

黄瓜 · 减少胆固醇的吸收　74

苦瓜 · 防治动脉粥样硬化　76

冬瓜 · 降低胆固醇　78

茄子 · 使血管壁保持弹性　80

菜花 · 清除血管沉积的胆固醇　82

西蓝花 · 抗癌降脂　84

番茄 · 预防动脉粥样硬化　86

洋葱 · 降低胆固醇和三酰甘油　88

白萝卜 · 促进脂肪的代谢　90

胡萝卜 · 降低胆固醇含量　92

莴笋 · 减少胆固醇的吸收　94

竹笋 · 促进消化吸收　96

绿豆芽 · 促进胆固醇排泄　98

黑木耳 · 预防血栓形成　100

香菇 · 对胆固醇具有溶解作用　102

金针菇 · 溶解胆固醇　104

魔芋 · 延缓脂肪的吸收　106

水果类

苹果 · 降低胆固醇浓度　108

山楂 · 促进体内脂质的排泄　110

大枣 · 有效防治动脉硬化　112

猕猴桃 · 降低胆固醇浓度　114

樱桃 · 较好地改善血脂水平　116

草莓 · 加速三酰甘油的降解　118

葡萄 · 减少低密度脂蛋白含量　120

橘子 · 降低血液中胆固醇浓度　122

菠萝 · 降低胆固醇的沉淀　124

橙子 · 提高高密度脂蛋白浓度　126

柚子 · 防治动脉粥样硬化　128

香蕉 · 降低血液中胆固醇浓度　130

水产类

海带 · 控制胆固醇的吸收　132

紫菜 · 降低胆固醇的总含量　134

鲫鱼 · 预防动脉粥样硬化　136

鲤鱼 · 避免脂肪囤积　138

带鱼 · 有益于破损血管的修复　140

鳕鱼 · 保护心脑血管系统　142

金枪鱼 · 减少低密度脂蛋白　144

鳝鱼 · 有效防止肥胖及脂肪肝　146

牡蛎 · 对心肌细胞有保护作用　148

泥鳅 · 有利于人体抗血管衰老　150

墨鱼 · 易造成动脉血管粥样硬化　152

鲍鱼 · 易导致血栓的形成　152

河虾 · 引发心脑血管并发症　153

螃蟹 · 加重高脂血症患者病情　153

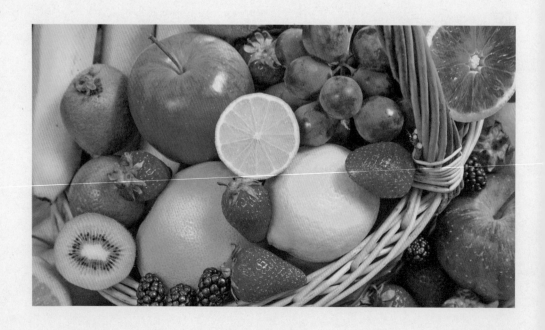

肉蛋类

鸡肉 · 避免形成肥胖及脂肪肝　154

乌鸡 · 促进胆固醇排出　156

鸽肉 · 增强抗氧化能力　158

兔肉 · 改善脂类代谢循环　160

牛瘦肉 · 降脂降压　162

鸡蛋 · 阻止胆固醇和脂肪沉积　164

鹌鹑蛋 · 防止脂质沉积　166

肥肉 · 加重血管负担　167

猪肝 · 易引发高脂血症及冠心病　167

猪蹄 · 易引起并发症　168

鸡心 · 加重高脂血症患者病情　168

鹅肝 · 使血液黏稠度增高　169

香肠 · 引发心脑血管疾病　169

干果类

花生仁 · 降低血液中的三酰甘油　170

葵花子 · 避免游离脂肪沉积　172

核桃仁 · 降低血液中的三酰甘油　174

板栗 · 降低血液胆固醇　176

其他类

醋 · 消耗体内脂肪　178

豆浆 · 抑制胆固醇形成　180

牛奶 · 帮助人体燃烧脂肪　182

酸奶 · 加速低密度脂蛋白降解　184

绿茶 · 加速脂肪燃烧　186

黄油 · 易引起动脉粥样硬化　188

猪油 · 易导致动脉粥样硬化　188

第三章　中药服用宜忌

杏仁 · 延缓胆酸和脂肪的结合　190

枸杞子 · 抑制脂肪沉积　192

陈皮 · 消脂减肥　194

决明子 · 抑制胆固醇吸收　196

红花 · 防止动脉粥样硬化　198

葛根 · 降低三酰甘油含量　200

金银花 · 提高高密度脂蛋白含量　202

杭白菊 · 增加血流量　204

蜂蜜 · 提高高密度脂蛋白的水平　206

人参 · 抑制胆固醇升高　208

茯苓 · 消除多余的脂肪　210

荷叶 · 平稳血糖、降血脂　212

白果 · 降低三酰甘油的含量　214

第四章 高脂血症并发症饮食宜忌

高脂血症并发糖尿病　　　218
高脂血症并发高血压　　　220
高脂血症并发冠心病　　　222
高脂血症并发脂肪肝　　　224
高脂血症并发肥胖　　　226
高脂血症并发动脉硬化　　　228

第五章 高脂血症特殊人群饮食宜忌

青春期高脂血症患者饮食宜忌　　　230
更年期女性高脂血症患者饮食宜忌　　　232
老年高脂血症患者饮食宜忌　　　234

附录

运动疗法　　　236
用药指导　　　239

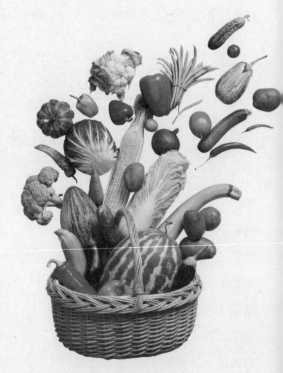

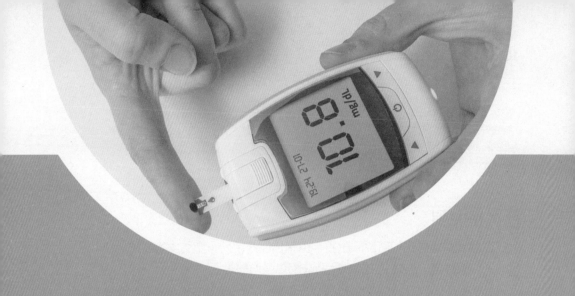

绪 论

认清高脂血症真面目

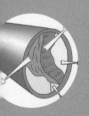

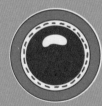

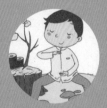

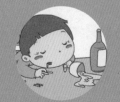

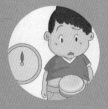

高脂血症分类

什么是血脂

　　血脂就是通常人们所说的脂质，也就是血液中所有脂肪类物质的总称。它包括胆固醇、胆固醇酯、三酰甘油、磷脂及非酯化脂肪酸等。

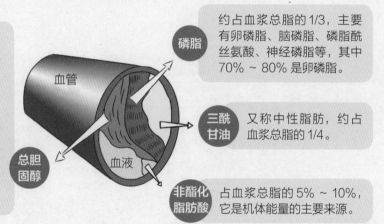

血液中的胆固醇是不能单独存在的，它必须与一种叫作脂蛋白的蛋白质和磷脂相结合后，才能在血液中流动。因此，总胆固醇（TC）就是各种脂蛋白含有的胆固醇的总和，约占血浆总脂的1/3。

血管

总胆固醇

血液

磷脂 约占血浆总脂的1/3，主要有卵磷脂、脑磷脂、磷脂酰丝氨酸、神经磷脂等，其中70%～80%是卵磷脂。

三酰甘油 又称中性脂肪，约占血浆总脂的1/4。

非酯化脂肪酸 占血浆总脂的5%～10%，它是机体能量的主要来源。

四类高脂血症

　　根据血清胆固醇和三酰甘油的检测结果，通常将高脂血症分为下列四种类型：

高胆固醇血症
仅胆固醇增高，超过5.72毫摩尔每升。

高三酰甘油血症
仅三酰甘油增高，超过1.70毫摩尔每升。

混合型高脂血症
即胆固醇超过5.72毫摩尔每升，三酰甘油超过1.70毫摩尔每升。

低高密度脂蛋白血症
高密度脂蛋白胆固醇（即"好胆固醇"）含量降低，小于0.90毫摩尔每升。

　　根据发病原因的不同可分为原发性高脂血症和继发性高脂血症。

原发性高脂血症与遗传有关，多因先天性基因缺陷所致。例如，低密度脂蛋白受体基因缺陷引起的家族性高胆固醇血症等；也有部分原发性高脂血症患者的病因尚不明确。

继发性高脂血症是由全身系统性疾病引起，其中包括糖尿病、肾病综合征、肾衰竭、胰腺炎、肥胖、痛风、酒精中毒等。

哪些人易患高脂血症

有家族遗传史者

如果家族中有人有早发冠心病史，即直系亲属中男性发病早于 55 岁，女性发病早于 65 岁，那么下一代在基因上就会存在缺陷，属于天生血管内壁功能不好，患高脂血症的概率是平常人的 3 ~ 4 倍。若双亲都有高脂血症，则发病率更高。

中老年人

年龄超过 40 岁后，人体血管上皮细胞的功能会逐渐衰退，血脂会逐渐增高，患心脑血管疾病的概率也较高。特别是中老年肥胖者更容易患高脂血症。

喜高脂高热饮食者

长期食用高脂肪或高热量食物，如动物内脏、蛋黄、奶油及肉类等，并且蔬果类食物摄取量少的人，其血液中的总胆固醇、低密度脂蛋白和三酰甘油的含量都会增高。

绝经后的女性

女性在绝经前患高脂血症和冠心病的概率要低于男性。但是绝经后，体内的低密度脂蛋白逐渐增多，高密度脂蛋白逐渐减少，患病概率会明显超过男性。

有其他疾病者

患有糖尿病、甲状腺功能减退、肝病、肾病、胰腺炎、肥胖等疾病，都会使体内脂质代谢紊乱，诱发高脂血症。

精神压力大者

长期处于紧张的工作环境或者长期受不良情绪影响，都会使血液中的胆固醇增加和血管收缩、血压上升，从而诱发高脂血症及其他心脑血管疾病。

吸烟酗酒者

香烟中的尼古丁和一氧化碳、酒中的酒精等有害物质会逐渐损伤血管，使血脂在血管中蓄积，形成动脉粥样硬化，同时提高低密度脂蛋白的浓度，诱发高脂血症。

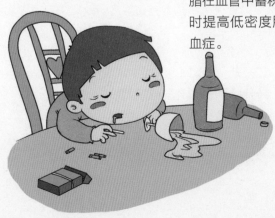

高脂血症对身体有哪些危害

高脂血症会引起动脉粥样硬化

高脂血症对身体的损害是隐匿性、渐进性和全身性的，早期常常没有明显感觉，易被人们忽视，但长此以往，高脂血症最直接的后果是造成"血稠"，然后沉积在血管壁上，逐渐形成小斑块（就是我们常说的动脉粥样硬化），这些斑块增多、增大会造成局部血管壁变厚，凸向管腔，致血管狭窄，血液流通不畅，导致全身重要脏器，如心、脑、肾缺血或坏死。

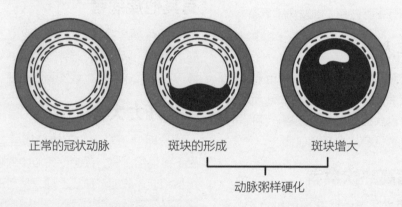

| 正常的冠状动脉 | 斑块的形成 | 斑块增大 |

动脉粥样硬化

动脉粥样硬化会引起各种疾病

动脉粥样硬化会导致各种各样的疾病。病症因形成动脉粥样硬化的部位而异。

1. 如果脑、心血管动脉硬化，初期会出现头痛、眩晕等症状。不加以防治会导致一过性脑缺血、脑卒中（脑梗死、脑出血）等疾患。

2. 心脏的冠状动脉（为心脏补充氧气和营养物质的动脉血管）出现硬化，会导致冠心病（心绞痛、心肌梗死或心脏性猝死）。

3. 如果动脉硬化出现在大腿的大动脉，会引起一种叫作闭塞性动脉硬化症的疾病，导致人们走路时腿痛。在初期，稍加休息、坚持运动还可以行走，但是状况严重时，静息时也有疼痛发作，甚至腿部出现坏疽，须截肢。

4. 如果肾脏出现动脉硬化会导致尿毒症。

5. 眼底动脉出现硬化有时会使视野部分丢失。

此外，高脂血症的患者也常同时患有高血压和糖尿病、高尿酸血症等。

高脂血症的早期信号

　　一般来说，高脂血症早期并无明显症状，绝大多数患者是通过定期的血脂检查才发现异常的，所以高脂血症重在预防，35 岁以上者每年应做一次体检。

　　如果在日常生活中出现头晕、视力模糊、食欲差、肥胖、腹痛、神疲乏力、失眠健忘、肢体乏力麻木、胸闷、心悸等症状，很可能是高脂血症的先兆，或者是高脂血症并发症的早期征兆，应引起重视，症状严重时必须及时去医院检查。

身体会告诉你是否患有高脂血症

眼睛　40 岁以上的人如果眼角膜上出现形状像鸽子眼睛的"老年环"，则多半是家族遗传性高脂血症患者。另外，若出现眼底发黄、血管弯曲、出血等现象，是由于富含三酰甘油的大颗粒脂蛋白沉积在眼底小动脉上引起光折射所致，提醒你可能患上了严重的高三酰甘油血症，并伴有乳糜微粒血症。

四肢　若脚后跟、手背、臀部及肘、膝、指关节等处，出现黄色、橘黄色或棕红色的结节、斑块或疹子，医学上称为"黄色瘤"，此现象多提示患有家族遗传性的高脂血症，并且症状很严重，应特别注意。

　　此外，高脂血症患者的血脂值过高，胆固醇沉积在血管内壁上导致血管阻塞，很可能引起并发症，包括心脑血管疾病、肝硬化等。这些并发症引发的症状，都有可能成为高脂血症的症状。

食欲缺乏

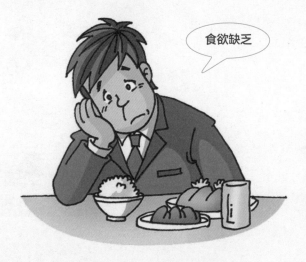

头晕、头痛、失眠、胸闷气短、记忆力下降、注意力不集中、健忘、体形偏胖、四肢沉重、肢体麻木或食欲缺乏等症状，都是高脂血症的前兆

高脂血症的三级预防

高脂血症的三级预防主要是指针对不同人群进行的一级预防、二级预防和三级预防。

一级预防

一级预防是高脂血症的重点预防阶段，是针对高脂血症易患人群设定的，目的在于帮助人们纠正造成高脂血症的危险行为。

如何做好一级预防

定期进行血脂检测。高脂血症的易患人群必须进行定期的血脂检查。

积极减肥。通过计算体重指数（BMI）来判断自己的体重指数是否正常。超重或已经患有肥胖症的人要积极减肥，以有效保持血脂水平的正常。

> **BMI=体重（千克）÷身高（米）^{2}**
> BMI 值判定：
> BMI ＜ 18.9 为体重过低（略瘦）
> BMI=18.5 ~ 24.9 为正常体重
> BMI=25 ~ 29.9 为超重
> **标准体重=身高（米）^{2}×22（理想的BMI值）**

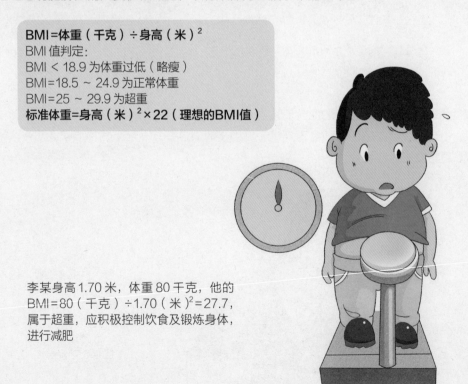

李某身高 1.70 米，体重 80 千克，他的 BMI=80（千克）÷1.70（米）^{2}=27.7，属于超重，应积极控制饮食及锻炼身体，进行减肥

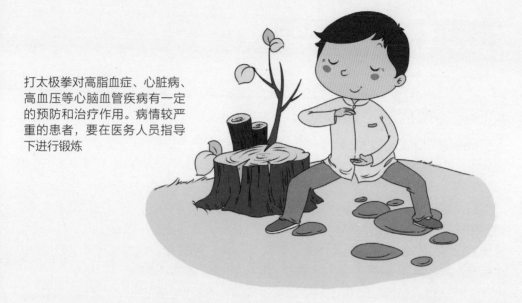

打太极拳对高脂血症、心脏病、高血压等心脑血管疾病有一定的预防和治疗作用。病情较严重的患者，要在医务人员指导下进行锻炼

饮食宜清淡，做到粗细搭配。平时多吃绿叶蔬菜、瓜果，少吃动物脂肪及含高胆固醇的食物。

经常参加体育锻炼，如做操、打太极拳、散步、慢跑等。

保持良好的心态，尽量避免精神紧张、情绪过激、胡思乱想。

二级预防

二级预防是针对轻、中度高脂血症患者设定的，目的在于督促患者积极治疗，预防高脂血症并发症的发生。

二级预防阶段，当患者的脂肪值比正常值稍高时，可利用饮食疗法和运动疗法来降低。如不能使血脂降下来，需要服用降血脂药物。此外，吸烟者必须戒烟。

三级预防

三级预防是针对已经出现了并发症的高脂血症患者提出的。高脂血症并发动脉粥样硬化、冠心病、胰腺炎等疾病时，应积极治疗高脂血症及并发症，以保证病情的稳定。

三级预防要在严格落实一级预防和二级预防的基础上进行。须定期检查，按医嘱认真服药治疗；避免一些诱发因素，如长期加班、出差、强烈的精神刺激等。

如何检测血脂

诊断高脂血症的主要依据

　　轻度高脂血症无法通过身体表现来判断，那么如何合理判断自己的血脂水平呢？高脂血症的判断标准又是什么？

　　其实，高脂血症的判断标准主要依据血胆固醇和三酰甘油水平判定。

　　三酰甘油和胆固醇是血脂的主要来源，两者皆为身体所需。前者提供细胞能量，后者强化细胞结构。但如果其中任何一个长期处于高浓度状态，麻烦将随之而来。通常 1.70 ~ 2.25 毫摩尔每升被视为临界性高三酰甘油血症。超过或等于 2.26 毫摩尔每升则被视为明确的高三酰甘油血症。维持在 1.70 毫摩尔每升以下比较安全。

　　一般成年人空腹血清中总胆固醇超过或等于 5.72 毫摩尔每升，三酰甘油超过 1.70 毫摩尔每升，就要注意定期去医院检查，开始进行治疗了。

高密度脂蛋白（HDL）

　　人体血液中的胆固醇是有好坏之分的："好胆固醇"即高密度脂蛋白扮演清道夫的角色，将周围组织多余的胆固醇送回肝脏处理，从体内排出。高密度脂蛋白增加，动脉壁囤积胆固醇的机会就减少，动脉粥样硬化的发生率就随之下降，可防止心脑血管病。所以，HDL 及其胆固醇（HDL-C）升高被认为是好事。

低密度脂蛋白（LDL）

　　"坏胆固醇"即低密度脂蛋白。当你吃下过多脂肪，尤其是动物脂肪时，血液中的 LDL 就会升高，它从肝脏携带胆固醇到全身组织，在高血压、糖尿病、吸烟等危险因素的共同作用下，低密度脂蛋白胆固醇就会在血管壁沉积，形成动脉粥样硬化斑块。低密度脂蛋白升高是引发冠心病等心脑血管疾病的罪魁祸首，所以称其为"坏胆固醇"。

　　"提高"和"降低"是我们对胆固醇的基本判断，"提高"是提高高密度脂蛋白，"降低"是指将低密度脂蛋白降下去。

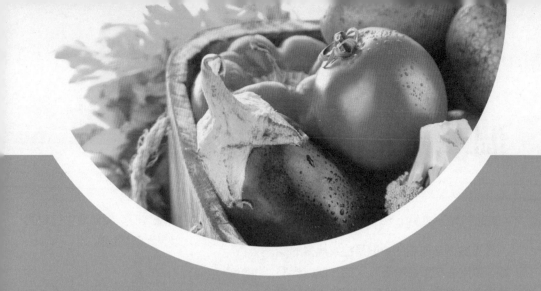

第一章

饮食调理有原则
轻松调节高脂血症

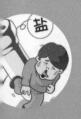

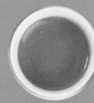

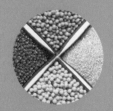

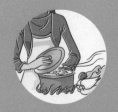

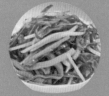

调节血脂的饮食原则

控制饮食热量

有效调节血脂的关键是控制热量的摄取。高脂血症患者每天所需的热量以标准体重乘以 30（每天每千克标准体重能量需要量）为准。比如说，标准体重为 60 千克，每日应该摄取的热量即为 60 乘以 30 等于 1800 千卡。1 千卡 =4.18 千焦，1800 千卡 ×4.18=7524 千焦。如果体重超重者，热量以标准体重乘以 25 为宜。

控制脂肪的摄入量

减少动物性脂肪（如猪油、肥猪肉、黄油、肥羊、肥牛、肥鸭、肥鹅、鸡皮等）的摄入。这类食物饱和脂肪酸含量过多，能促进胆固醇吸收和肝脏胆固醇的合成，使血清胆固醇含量升高，还会使三酰甘油升高。

人体中的脂类大部分从食物中来，所以高脂血症患者饮食应有节制，将脂肪摄取量减至每天热量来源的 30% 以下，将饱和脂肪酸摄入量保持在每天热量的 10% 以下较为合理。

限制胆固醇的摄入量

高脂血症患者膳食中的胆固醇每天应不超过 300 毫克，严重的高脂血症患者，膳食中的胆固醇每天应不超过 200 毫克。忌食含胆固醇高的食物，如动物内脏、蛋黄、鱼子、蟹黄、鱿鱼等。食物中的胆固醇会影响体内新陈代谢，使血液中的胆固醇含量增高，使患者病情加重。

限制盐分的摄入

高脂血症患者要限制盐分的摄入，每天用盐量不得超过 6 克，因为盐分摄入过多易引起血压升高及心脑血管疾病。

增加膳食纤维的摄入量

膳食纤维含于植物性食品中，如各类水果、豆类、蔬菜等。高脂血症患者每天摄取膳食纤维应在 25 克以上，可促进体内脂质和胆酸的排出，有辅助调节血脂的功效。

摄入充足的蛋白质

摄入一定的蛋白质，有利于高脂血症的治疗。蛋白质的来源非常广泛，主要来自牛奶、鸡蛋、瘦肉类、禽类（去皮）、鱼虾类及大豆、豆制品等食品。

均衡摄入六大类食物

五谷类、奶类、蛋鱼肉类、蔬菜类、水果类、油脂类，这六类食物是每个人每天必须摄取的。无论是高脂血症患者还是正常人，只要保证每天六类食物的摄取量均衡，就能有效地预防血脂异常，并且保证营养均衡。

高脂血症患者的饮食禁忌

过咸

食盐具有增味、杀菌、解腻、防腐的功效，但食用过多会使血管硬化和血压升高。因此，高脂血症患者必须限制每天食盐的摄入量，控制在 6 克以下最好。

过甜

糖是常用的调味品，适量食用可缓解疲劳，刺激肠胃，帮助消化。但食用过量时，糖会在体内转化成脂肪，容易促进肥胖和动脉粥样硬化。因此，高脂血症患者应尽量少吃甜食，少饮高糖分的饮料。

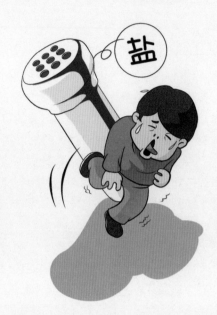

过酸

酸味开胃、解油腻、增强食欲，少量食用还具有促进新陈代谢，防治动脉硬化、高血压等功效，但食醋过量就会危害身体健康，特别是胃溃疡患者更不宜。此外，高脂血症患者在吃羊肉时不宜食醋，否则不利于营养的吸收，同时还会产生对人体有害的成分。

过辛辣

适当吃辣味食品有增强食欲的功效。但辣味食品属热性，高脂血症患者本身脂肪含量就高，此时再过食辛辣之物，易引起头晕、胸闷等不适症状。

过鲜

食物鲜香，食欲势必会增强。但从控制体重的角度来说，高脂血症患者宜适当控制食量，所以要少吃加有鸡精、味精、蚝油等调味品的食物。

纵酒

酒为高热量饮品，而且美酒必辅以佳肴，也就意味着更多的热量和脂肪进入体内，导致三酰甘油升高。而三酰甘油高的患者饮酒，会增加急性出血性胰腺炎发生的概率，严重威胁生命安全。因此，高脂血症患者在餐桌上不宜纵酒，少量或不饮酒为佳。

注重饮食细节，调节血脂

细嚼慢咽

现代人的生活节奏快，人们吃饭的时候经常都是匆匆忙忙或者暴饮暴食、狼吞虎咽。要知道，狼吞虎咽的时候，胃还来不及把吃饱了的感觉传递给大脑，当你感觉饱的时候实际已吃了十二三分饱。过量的食物身体根本吸收不了，就会变成脂肪堆积在身体里，高脂血症就容易"找上门来"。

换种进食方式，可将食物用牙撕、舌搅、唾化，直到食物变细、变碎、变软再送入胃。这样细嚼慢咽不但可以减轻脾胃负担，还可以使食物被充分吸收，以此产生饱腹感，达到节食的目的。

选对肉的种类及烹饪方法

血脂高的人，只要选择了正确的食材和饮食方式，适当吃点肉是没问题的，比如"白肉"（即鱼、禽类肉）。"白肉"和"红肉"（猪、牛、羊肉）相比，脂肪含量较低，不饱和脂肪酸含量较高，对于预防血脂异常具有重要作用。

"红肉"宜选牛肉，虽然牛肉的胆固醇含量和羊肉、猪肉的差不多，但其所含热量要远远低于猪肉和羊肉。

高脂血症患者每天吃肉不宜超过 75 克，且红肉最好吃清炖的，因为经过长时间炖煮，油脂含量会降低，而单不饱和脂肪酸和多不饱和脂肪酸含量却不断增加，有降低胆固醇的作用。同时，炖得软烂的红肉还保留了肉原本的营养成分，易被人体消化吸收，适合胃肠不好的人群及老年人食用。

食用油的选择

人们食用的油脂有动物油和植物油两类。由于大部分动物油中饱和脂肪酸的含量较高，会加剧动脉粥样硬化，对高脂血症患者有加剧病情的作用，不宜选择，但鱼油除外。而植物油中则是不饱和脂肪酸的含量居多，食用后可以预防心脑血管病的发生，因此高脂血症和冠心病患者宜食用植物油。

三类植物油

饱和油脂，如椰子油和棕榈油、可可油，这些植物油中饱和脂肪酸的含量高，高脂血症患者在饮食中应减少这类油脂的摄入。

单不饱和油脂，包括花生油、菜子油等，这些油中单不饱和脂肪酸含量较高，它们不改变血胆固醇含量。

多不饱和油脂，如大豆油、玉米油、香油、棉子油、红花油、葵花子油等，这些油中多不饱和脂肪酸含量较高，它们可以降低血胆固醇含量。高脂血症患者在饮食中应选用此种油脂。

另外多不饱和油脂还存在于一些海鱼中，高脂血症患者应适当多吃海鱼和鱼油。

减少脂肪摄取量的烹饪方法

无论哪一种油，每日摄入量都不宜超过 25 克。因此，在烹调当中要注意用油量。根据高脂血症患者低脂低热量的饮食要求，下面介绍几种适合高脂血症患者的烹调方法：

选用蒸、煮、拌、煨、炖、汆、涮、熬等烹调方法，不但能防止营养流失，而且可减少烹调油脂。

在吃大块肉时，会不自觉地吃下过量的肉。可将肉切成细丝、丁状或片状，再和蔬菜或豆类一起做成半荤半素的菜，可减少肉的摄入量。

油温不宜太高。油温过高不仅会导致油质变差，也会损失菜肴原料当中的维生素等营养物质。正确的做法是在油刚刚有一点冒烟的时候便放入食材。

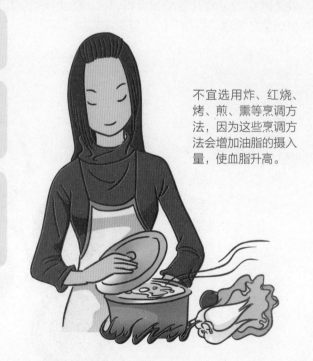

不宜选用炸、红烧、烤、煎、熏等烹调方法，因为这些烹调方法会增加油脂的摄入量，使血脂升高。

在外进餐的饮食原则

1. 在外面应酬时，尽量选择午餐，不选择晚餐。

2. 点菜时选择菜色多样化的餐点是重点，这样才能保证营养均衡。主菜鱼类优于肉类，豆腐、蔬菜和海藻可增加比重，这样进餐后可以有效地控制胆固醇的上升。

3. 不要连续吃一样的食物，要注意更换花样。

4. 应注意去掉食物中高脂肪的部分，比如在吃油炸食品时，要将吸收了大量油脂的面去除。

5. 尽量不要饮用白酒，并且在下酒菜的选择上，要避免选择香肠等加工食品及油炸、腌制食品，可选择鱼、豆制品、蔬菜、海藻等。

高脂血症患者要常饮茶

实验研究证明，常饮各种茶叶均有调节血脂、促进脂肪代谢的功效。因为茶叶中含有茶碱和鞣质，不仅有兴奋神经、利尿、清暑等功效，更重要的是它还能有效地调整脂代谢紊乱，有去脂去腻、消食减肥的功效；而且它所含的儿茶素、茶多酚、维生素C及芸香苷有增强血管弹性、防止脂质沉积的作用。这些均表明，茶叶的瘦身效果是通过"去脂"的途径来实现的。

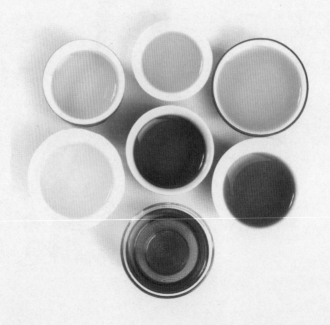

高脂血症患者
如何减少盐的摄入量

烹饪时可加些醋

醋有降血脂的功效，还能预防冠心病。所以，高脂血症患者在做菜时可适当加些醋，以醋代替盐或少放盐。

凉拌或生食

做菜时能生吃或凉拌的青菜，尽量不炒食或炖食，这样也能减少盐的摄入量。

混合烹饪

将有浓烈气味的菜放在一起烹饪，如将西红柿、洋葱放在一起食用，这样不仅能提高菜肴的口感，同时可以利用菜品本身的强烈风味来摆脱对咸味的依赖。

用酱油代替盐

做菜时用酱豆或酱油调味，因为1克酱豆或者1毫升酱油所含的盐分要远远低于1克盐，而且做出的菜比直接用盐味道更好。

出锅前放盐

做菜时，要在菜即将出锅时放盐，这样盐分不会渗入菜中，有利于控制菜肴的咸度。

做鱼时可少放盐

鲜鱼类食物本身就含有钠，所以在烹饪前要用清水冲洗，烹饪时也最好采用清蒸等少盐、少油的方法烹调，以减少含盐量。

少吃腌制食品

香肠、烧鸡、熏肉、松花蛋、咸鸭蛋等熟食中的含盐量比一般菜肴高1~2倍，要少吃。

避免外出用餐

应尽量避免在外用餐，因为餐馆炒菜用盐量通常会超标。此外，鸡精和味精也放得很多，这些调味料同样是含盐的。

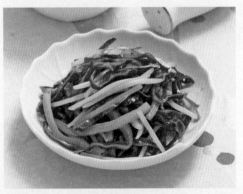

吃凉拌菜时，在吃之前加盐，这样不但能防止摄盐过多，而且口感和咸度也合适

不同类型高脂血症患者的饮食要点

高胆固醇血症患者的饮食疗法

高胆固醇血症是指仅血液中的胆固醇比例增高，而三酰甘油含量正常。

饮食要点

1. 限制食物胆固醇的摄入。每日膳食胆固醇总摄入量应控制在 200 毫克以下。患者应忌吃或少吃胆固醇含量高的食物，如动物脑、内脏、蛋黄、蟹黄、鱼子、松花蛋等。

2. 限制动物性脂肪的摄入。禁止食用动物油烹饪的食物，最好选择植物油烹饪，如豆油、玉米油、菜子油等。

3. 多吃新鲜的蔬菜水果，增加纤维的摄入。

4. 适当增加一些调节血脂食物的摄入，如豆类食品、大蒜、洋葱、山楂等。

5. 饮食宜清淡，特别是老年患者。

高三酰甘油血症患者的饮食疗法

高三酰甘油血症是指患者仅血液中的三酰甘油比例增高，胆固醇值处于正常水平。

饮食要点

1. 控制体重。体重肥胖者，应通过控制主食的方法来达到减肥的目的，但不可不吃。注意减肥要循序渐进，不可操之过急。

2. 限制甜食的摄入。高三酰甘油血症患者对糖类非常敏感，吃糖可使其三酰甘油含量更高。因此应尽量避免食用白糖、水果糖、含糖较多的糕点及罐头食品。

3.适当限制胆固醇的摄入。每日胆固醇的摄入量应控制在 300 毫克以下。高三酰甘油血症患者相比高胆固醇血症患者在食物的选择上可以稍宽松一些。

4.适当限制脂肪摄入，尤其是动物脂肪。

5.禁酒。酒易使三酰甘油比例增高。

6.适当增加蛋白质，尤其是大豆蛋白。

7.多吃粗粮、蔬果。蔬菜、水果、粗粮含纤维较多，有利于调节血脂和增加饱腹感。

混合型高脂血症患者的饮食疗法

混合型高脂血症是指患者体内的总胆固醇和三酰甘油比例都增高的血脂异常。

饮食要点

混合型高脂血症患者的饮食疗法，应将上面两种类型结合起来，做到：

1.适当限制胆固醇和动物脂肪的摄入量。

2.控制进食量以降低体重。

3.忌吃甜食。

4.坚决戒酒。

5.适当增加豆类及豆制品的摄入。

6.应多吃蔬菜、瓜果和某些有调节血脂作用的食物。

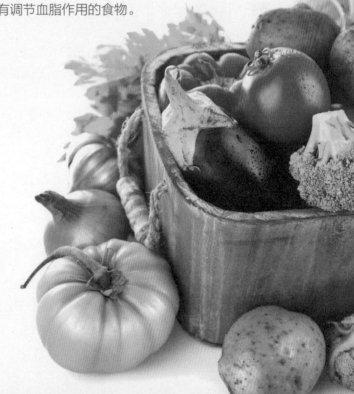

走出高脂血症的常见认识误区

高脂血症是胖人的专利

很多人认为，高脂血症是胖人才会得的一种病，瘦人可以高枕无忧。但是实际上，高脂血症并不是胖人的专利，很多体形苗条的人也会得。

脂代谢异常并不单纯是因为摄入脂肪过多造成的。每天大量地吃糖，也有可能造成脂代谢异常。有些人瘦，可能是因为患了糖尿病，糖尿病能造成脂代谢异常。

另外，有一些疾病也可以引起血脂升高，如甲状腺功能低下和肾病综合征等，或者家族性高脂血症。患有这些疾病的人，即使瘦骨嶙峋，脂代谢也相当紊乱。因此，体态苗条的人也不可对高脂血症掉以轻心，尤其是中老年容易发生心脑血管疾病者，定期检查血脂还是很有必要的。

高脂血症患者饮食无油最好

很多人认为高脂血症是吃油多造成的，带点儿油的东西都不能沾。这种认识过于片面。

因为适量的油不仅能提供人体所需的脂肪酸，促进人体吸收维生素等有益物质，还能预防胆结石。即便在节食减肥的时候，每天也需要至少20克膳食脂肪才能维持胆汁的正常分泌。

另外，如果膳食脂肪摄入不足，导致脂肪酸缺乏，还会损害皮肤的健康。

血脂异常者胆固醇摄入越低越好

胆固醇过高对身体不好，会引起很多心脑血管疾病，但胆固醇也是人体维持健康不可缺少的物质。

胆固醇是构成细胞膜的主要成分，且人体的免疫系统只有在胆固醇的协作下，才能完成其防御感染、自我稳定和免疫监视三大功能。并且"好胆固醇"是脂质的清道夫，它可以将血液中多余的胆固醇转运到肝脏，分解成胆酸盐，通过胆道排泄出去，从而形成一条血脂代谢的专门途径，也称"逆转运途径"。

十大降脂营养素

膳食纤维

降脂原理

膳食纤维可增强消化功能，推动肠蠕动，清洁肠道，促进体内血脂和脂蛋白代谢，又可与胆汁酸、胆固醇结合，有降低血清胆固醇浓度的作用。

推荐摄入量

成人每日宜摄取 25 ~ 35 克。

食物来源

裙带菜、黑木耳、黄豆、豌豆、黑豆、燕麦等。

注：按每 100 克可食部分计（下同）。

裙带菜	黑木耳	黄豆
40.6 克	29.9 克	15.5 克
豌豆	黑豆	燕麦
10.4 克	10.2 克	5.3 克

维生素 C

降脂原理

维生素 C 可使胆固醇降低并且转为胆汁酸从体内排出，又可增加体内脂蛋白酶的活性，加速血清中三酰甘油的降解，从而降低血清总胆固醇和三酰甘油浓度，调节血脂。

推荐摄入量

成人每日宜摄取 60 ~ 100 毫克。

食物来源

枣、青椒、猕猴桃、菜花、苦瓜、橙子等。

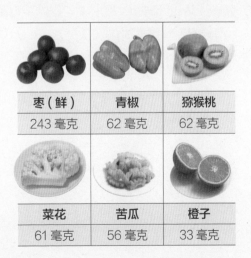

枣（鲜）	青椒	猕猴桃
243 毫克	62 毫克	62 毫克
菜花	苦瓜	橙子
61 毫克	56 毫克	33 毫克

维生素 E

降脂原理

维生素 E 参与低密度脂蛋白的代谢过程，既可补充低密度脂蛋白在氧化过程中维生素 E 的丢失，又能增强低密度脂蛋白的抗氧化能力，减少氧化修饰的低密度脂蛋白的产生。氧化修饰的低密度脂蛋白可导致胆固醇排泄减少，使血脂升高。

推荐摄入量

成人每日宜摄取 14 毫克。

食物来源

豆油、香油、黑芝麻、核桃仁、榛子仁、松子仁等。

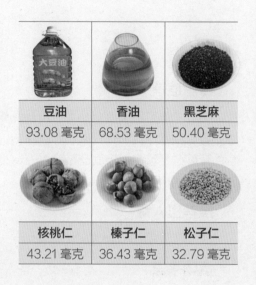

豆油	香油	黑芝麻
93.08 毫克	68.53 毫克	50.40 毫克
核桃仁	榛子仁	松子仁
43.21 毫克	36.43 毫克	32.79 毫克

β - 胡萝卜素

降脂原理

β - 胡萝卜素能改善人体的血脂水平，具有预防动脉硬化、冠心病、脑卒中等高脂血症并发症的作用。

推荐摄入量

成人每日宜摄取 4 毫克。

食物来源

胡萝卜、芥蓝、芹菜叶、香菜、豌豆苗、南瓜等。

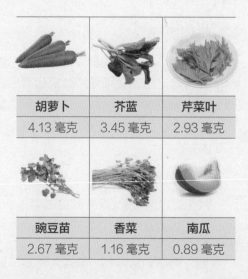

胡萝卜	芥蓝	芹菜叶
4.13 毫克	3.45 毫克	2.93 毫克
豌豆苗	香菜	南瓜
2.67 毫克	1.16 毫克	0.89 毫克

钙

降脂原理

血液中的钙能与胆固醇结合形成化合物沉积在骨中，从而降低胆固醇总量，降低血脂浓度。

推荐摄入量

成人每日宜摄取 800 毫克。

食物来源

田螺、虾皮、白芝麻、虾仁、海带、牛奶等。

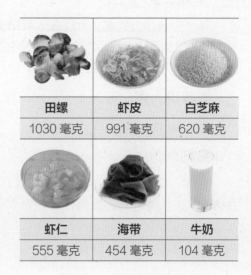

田螺	虾皮	白芝麻
1030 毫克	991 毫克	620 毫克
虾仁	海带	牛奶
555 毫克	454 毫克	104 毫克

铜

降脂原理

人体缺铜时，血清胆固醇含量明显上升，低密度脂蛋白浓度异常上升，补铜后胆固醇含量可恢复正常。

推荐摄入量

成人每日宜摄取 2 毫克。

食物来源

带皮荞麦、牡蛎、口蘑、榛子仁、河蟹、海米等。

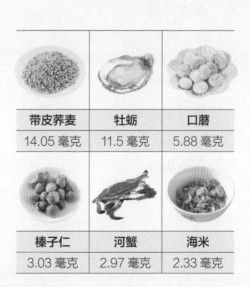

带皮荞麦	牡蛎	口蘑
14.05 毫克	11.5 毫克	5.88 毫克
榛子仁	河蟹	海米
3.03 毫克	2.97 毫克	2.33 毫克

锌

降脂原理

锌可影响脂质代谢，合理摄入有助于提高高密度脂蛋白水平，清除外围组织中的胆固醇，预防或延缓高脂血症的发生。

推荐摄入量

成人每日宜摄取 11.5 ~ 15 毫克。

食物来源

牡蛎、口蘑、羊瘦肉、猪肝、木耳、牛肉等。

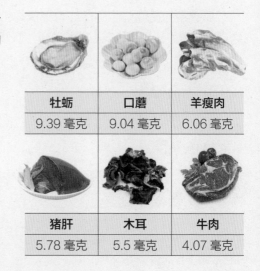

牡蛎	口蘑	羊瘦肉
9.39 毫克	9.04 毫克	6.06 毫克
猪肝	木耳	牛肉
5.78 毫克	5.5 毫克	4.07 毫克

镁

降脂原理

镁能提升高密度脂蛋白水平，降低低密度脂蛋白水平，有效地降低血脂浓度，防止动脉粥样硬化而保护心、脑等生命器官。

推荐摄入量

成人每日宜摄取 350 ~ 400 毫克。

食物来源

榛子仁、荞麦、莲子、黄豆、绿茶、海参等。

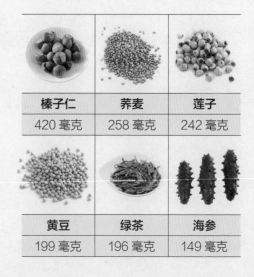

榛子仁	荞麦	莲子
420 毫克	258 毫克	242 毫克
黄豆	绿茶	海参
199 毫克	196 毫克	149 毫克

烟酸

降脂原理

烟酸既能抑制极低密度脂蛋白的合成，又能促进极低密度脂蛋白的分解，从而使血浆极低密度脂蛋白明显降低。

推荐摄入量

成人每日宜摄取 12 ~ 18 毫克。

食物来源

香菇（干）、铁观音茶、花生仁(生)、鸡胸肉、桂圆、口蘑等。

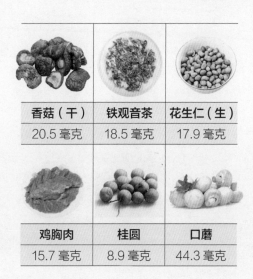

香菇（干）	铁观音茶	花生仁（生）
20.5 毫克	18.5 毫克	17.9 毫克
鸡胸肉	桂圆	口蘑
15.7 毫克	8.9 毫克	44.3 毫克

硒

降脂原理

硒能在细胞质中破坏过氧化物，依靠其强大的抗氧化功能，调节体内胆固醇及三酰甘油代谢，降低血黏度，预防心脑血管疾病发生。

推荐摄入量

成人每日宜摄取 50 微克。

食物来源

大黄花鱼、带鱼、黄鳝、鲈鱼、杏仁、鹌鹑蛋等。

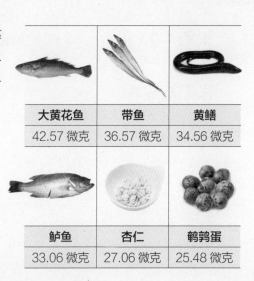

大黄花鱼	带鱼	黄鳝
42.57 微克	36.57 微克	34.56 微克
鲈鱼	杏仁	鹌鹑蛋
33.06 微克	27.06 微克	25.48 微克

一日三餐吃多少、怎么吃

人活动的时候会消耗热量，热量主要来源于食物中的糖和脂肪，但热量供给过多，就会以脂肪的形式储存在体内，这样的后果很可怕！热量供给过多会导致血中三酰甘油类物质消除减慢，形成高脂血症。所以高脂血症患者一定要限制热量摄入。

如何计算一天所需的热量值

一个人一天所需的热量因性别、年龄、身高、体重、活动量的不同而有所差异。热量摄入过多，不仅是高脂血症的诱因，也是高血压、肥胖、糖尿病等相关疾病的诱因。但是如果长期摄入热量过少，没有达到维持身体的最小热量限度，则易出现饥饿性酮症，久而久之会导致慢性营养不良等。为了更好地掌握高脂血症患者日常饮食的方法，这里为大家举例详细讲解一下日常饮食安排的计算公式。

> **例子：**最近单位体检，张先生发现自己患有高脂血症和高胆固醇血症，这可急坏了他，一时不知道如何安排饮食来辅助高脂血症的治疗。首先，让我们一起来看看张先生的基本情况：30岁，身高1.75米，体重72千克，办公室职员。

计算标准体重

标准体重：身高（米）^{2}×22＝标准体重（千克）

张先生标准体重：$(1.75)^2$×22＝67.375 ≈ 67 千克

你的标准体重：身高（　）米 × 身高（　）米 ×22＝（　）千克

判断体质类型

体重指数（BMI）是经常用来衡量体重是否超标的重要指标。

BMI＝体重（千克）÷ 身高（米）^{2}

张先生 BMI＝72÷$(1.75)^2$ ≈ 23.5

查询"BMI 的评定标准表"可得出张先生属于正常范围，但是需要注意控制。

你的BMI＝体重（　）千克 ÷ 身高（　）米 ÷ 身高（　）米 ＝（　）

BMI的评定标准表（WHO）

等级	BMI 值
极重度肥胖	≥ 40
重度肥胖	35 ~ 39.9
肥胖	30 ~ 34.9
超重	25 ~ 29.9
正常	18.9 ~ 24.9
消瘦	≤ 18.9

判断日常活动强度

日常活动强度一般分为四种：卧床休息、轻体力、中等体力、重体力。具体的界定方法如下：

轻体力劳动	中等体力劳动	重体力劳动
以站着或少量走动为主的工作，如教师、售货员等；以坐着为主的工作，如售票员、办公室职员等	如学生的日常活动等	如体育运动，非机械化的装卸、伐木、采矿、砸石等类型的工作

张先生为办公室职员，属于轻体力劳动。

查出每天每千克标准体重需要的热量

成人高脂血症热量供给标准表

劳动强度	每天每千克标准体重所需的热量（单位：千焦）
卧床休息	83 ~ 105
轻体力劳动	109 ~ 126
中等体力劳动	130 ~ 146
重体力劳动	151 ~ 167

张先生体重正常，从事的是轻体力劳动，对应的热量供给值是 109 ~ 126 千焦。

计算每天所需总热量

每天所需总热量 = 标准体重（千克）× 每天每千克标准体重需要的热量（千焦）
张先生每天所需总热量 =67×（109 ~ 126）=7289 ~ 8410 千焦
你每天所需总热量 = 体重（　）千克 × 每天每千克标准体重需要的热量（　）千焦 =（　）千焦

如何分配一日三餐的热量

确定三餐能量分配比例

可以按照日常饮食习惯，将一日三餐按照 1 ： 2 ： 2 的比例去分配，也可以按照 1 ： 1 ： 1 的能量比例分配。或者按热量早中晚 30%、40%、30% 分配，餐次安排如果没有其他与饮食有关的疾病和特殊饮食习惯，可按正常早、午、晚餐就餐。可偶尔加餐但是尽量不要吃夜宵，因为吃夜宵后食物往往没完全消化，人已入睡，残留的三酰甘油会以渣滓的形式遗留在血液中而导致高三酰甘油血症。

前面的例子已列出了张先生每天需要的总热量为 7289 ～ 8410 千焦，如果按照早、午、晚餐 1：2：2 的比例分配三餐的热量，即：

早餐的热量 =（7289 ～ 8410）千焦 ×1/5=1458 ～ 1682 千焦

午餐的热量 =（7289 ～ 8410）千焦 ×2/5=2916 ～ 3364 千焦

晚餐的热量 =（7289 ～ 8410）千焦 ×2/5=2916 ～ 3364 千焦

你的早餐热量 = 每天所需总热量（　）千焦 ×1/5=（　）千焦

你的午餐热量 = 每天所需总热量（　）千焦 ×2/5=（　）千焦

你的晚餐热量 = 每天所需总热量（　）千焦 ×2/5=（　）千焦

确定主食量

主食即含糖类的食物，如大米、面粉、玉米等，是全天食物中热量的主要来源。主食吃多了或吃少了都会影响血脂的控制，建议高脂血症患者每天主食摄入的热量占总热量大约为 55%。

性别	建议每天主食量
男	500 克
女	400 克

注：老年人的主食摄入量每天不宜超过 300 克。

确定副食量

一般情况下，高脂血症患者每天的副食品种及用量大致如下：

副食品种	推荐用量	副食品种	推荐用量
蔬菜	400 ～ 500 克	水果	200 克
肉、鱼、贝类和豆类	65 ～ 100 克	油脂	< 25 克
蛋类	半个（一周 3 ～ 4 个）	盐	6 克以内
奶及酸奶	250 克	糖类	10 克

了解食物交换份，让你吃得随心所欲

认识食物交换份

食物交换份是将食物按照来源、性质分成若干类。同类食物在相同重量内所含的蛋白质、脂肪、糖类和热量相似，各类食物提供同等热量（376 千焦），以便交换使用。食物交换份的应用可以使高脂血症患者的食谱设计更趋于简单化，在不同季节里饮食也可以达到平衡，便于患者了解和控制总热量，做到食品多样化，方便灵活掌握。

　　需要注意的是，同类食物可以互换，如大米换小米、面粉、荞麦、燕麦等；不同类食物但营养成分差不多的也可以互换，如水果和粮食互换，吃1个200克左右的苹果，减少25克主食。如果有的患者想多吃肉、少吃饭，是否可以将粮食换成肉类呢？这是不可以的，因为要平衡饮食，糖类、蛋白质、脂肪的量都要有一定的比例，不可只吃肉不吃饭，也不可以只吃饭不吃肉，要注意荤素搭配、粗细搭配。

四大组（八小类）食物的营养价值表

组别	类别	重量（克）	热量（千焦）	蛋白质（克）	脂肪（克）	糖类（克）	主要营养素
谷薯组	谷薯类	25	376	2.0	—	20.0	糖类
	大豆类	25	376	9.0	4.0	4.0	膳食纤维
蔬果组	蔬菜类	500	376	5.0	—	17.0	矿物质
	水果类	200	376	1.0	—	21.0	维生素
肉蛋组	浆乳类	160	376	5.0	6.0	—	脂肪
	肉蛋类	50	376	9.0	6.0	—	蛋白质
油脂组	坚果类	15	376	4.0	7.0	2.0	脂肪
	油脂类	10	376	—	10.0	—	脂肪

计算食物交换份的数量

食物交换份的份数 = 每天所需的总热量（千焦）÷376（千焦）

张先生每天所需食物交换份的份数 =（7289 ~ 8410）÷376 ≈（19 ~ 22）份

你所需食物交换份的份数 = 每天所需总热量（　）千焦 ÷376 =（　）份

分配食物

　　计算出了食物交换份的份数，就可以根据自己的饮食习惯和口味来选择并交换食物了。通过前面的计算我们知道了患者张先生每天所需的总热量约为7531千焦，查"不同热量高脂血症患者饮食内容举例表"（见第36页）7531千焦一栏，查出张先生每天需要主食300克（计12份），蔬菜500克（计1份），水果200克（计1份），肉蛋豆类150克（计3份），浆乳类250克（计1.5份），油脂类20克（计2份），一共20.5份，约合21份。

不同热量高脂血症患者饮食内容举例表

组别	重量（克）	单位（份）	重量（克）	单位（份）	重量（克）	单位（份）	重量（克）	单位（份）	重量（克）	单位（份）	重量（克）	单位（份）
谷薯类	150	6	200	8	250	10	300	12	350	14	400	16
蔬菜类	500	1	500	1	500	1	500	1	500	1	500	1
水果类	200	1	200	1	200	1	200	1	200	1	200	1
肉蛋豆类	150	3	150	3	150	3	150	3	150	3	150	3
浆乳类	250	1.5	250	1.5	250	1.5	250	1.5	250	1.5	250	1.5
油脂类	20	2	20	2	20	2	20	2	20	2	20	2
热量（千焦）	5020		5858		6694		7531		8368		9205	
交换单位（份）	14		16		18		20		22		24	

制定食谱

决定好食物种类并计算出每天的食物量后，再结合"四大组（八小类）食物的营养价值表"（见第 35 页），就可以拿这些食物制定菜谱了。下面就是应用食物交换份制定的菜谱：

食谱一	食谱二
早餐	**早餐**
牛奶 1 袋（250 克）	热豆浆 1 杯（200 克）
法式牛角面包（70 克）	馒头片 50 克
拌黄瓜丝（黄瓜 100 克）	凉拌绿豆芽（绿豆芽 100 克）
盐 1 克，烹调油 3 克	盐 1 克，烹调油 3 克
午餐	**午餐**
米饭 100 克	花卷 100 克
豆腐干炒芹菜 （芹菜 100 克，豆腐干 50 克，香肠 20 克）	鸡丁炒白萝卜（白萝卜 100 克，鸡胸肉 50 克）
拌海带丝（水发海带 150 克）	鲜蘑炖白菜（小白菜 200 克，鲜蘑 100 克）
盐 2 克，植物油 9 克	盐 2 克，植物油 9 克
晚餐	**晚餐**
小米面发糕（小米面 25 克，面粉 25 克）	绿豆饭（大米 45 克，绿豆 30 克）
大米粥 1 碗（大米 25 克）	香菇冬瓜汤（冬瓜 150 克，香菇 25 克）
清炖鲤鱼（鲤鱼 100 克）	豆腐烧虾 （豆腐 150 克，对虾 28 克，番茄 50 克）
蒜香油菜（油菜 150 克）	盐 2 克，植物油 8 克
盐 2 克，植物油 8 克	

等热量谷薯类食物交换表

（每份提供热量376千焦，糖类20克，蛋白质2克）

食物	重量（克）	食物	重量（克）
大米、小米、糯米、薏米	25	红豆、绿豆、芸豆、干豌豆	25
高粱米、玉米面	25	烧饼、烙饼、馒头	35
面粉、米粉、混合面	25	咸面包、窝头、切面	35
挂面、龙须面、燕麦面	25	土豆、芋头	100
莜麦面、荞麦面、苦荞面	25	湿粉皮	150
通心粉、干粉条、干莲子	25	鲜玉米（带棒心）	200
苏打饼干	25		

等热量蔬菜类食物交换表

（每份提供热量376千焦，糖类17克，蛋白质5克）

食物	重量（克）	食物	重量（克）
大白菜、圆白菜、菠菜、油菜	500	白萝卜、青椒、茭白、冬笋	400
韭菜、茴香、芹菜、茼蒿	500	南瓜、菜花	350
莴笋、油菜心、苦瓜	500	扁豆、葱头、蒜薹	250
西葫芦、番茄、黄瓜、冬瓜	500	胡萝卜	200
茄子、丝瓜、芥蓝	500	山药、藕、红薯	150
苋菜、龙须菜、豆芽、鲜蘑	500	鲜百合	100
水发海带	500	毛豆、鲜豌豆	707

等热量水果类食物交换表

（每份提供热量376千焦，糖类21克，蛋白质1克）

食物	重量（克）	食物	重量（克）
柿子、香蕉、鲜荔枝	150	草莓	300
梨、桃、苹果、橘子、橙子	200	西瓜	500
柚子、猕猴桃、李子、杏	200	葡萄	200

注：以上水果重量均包括皮核在内。

等热量大豆类食物交换表

（每份提供热量376千焦，糖类4克，蛋白质9克，脂肪4克）

食物	重量（克）	食物	重量（克）
腐竹	20	北豆腐	100
大豆、大豆粉	25	南豆腐	150
豆腐丝、豆腐干	50	豆浆（黄豆 1 份加水 8 份）	400

等热量奶类食物交换表

（每份提供热量376千焦，糖类6克，蛋白质5克，脂肪5克）

食物	重量（克）	食物	重量（克）
奶粉	20	牛奶、羊奶	160
脱脂奶粉、乳酪	25	无糖酸奶	130

等热量肉蛋类食物交换表

(每份提供热量376千焦，蛋白质9克，脂肪6克)

食物	重量（克）	食物	重量（克）
猪瘦肉、牛肉、羊肉、鸡肉、鸭肉、鹅肉	50	草鱼、鲤鱼、鲫鱼、鲢鱼、甲鱼、鳝鱼	80
猪五花肉	25	鸡蛋清	150
排骨	70	鸡蛋、鸭蛋、松花蛋、鹌鹑蛋	60
熟火腿、香肠	20	带鱼、黄鱼、比目鱼	80
无糖叉烧肉、午餐肉、大肉肠	35	对虾、青虾、鲜贝	80
酱牛肉、酱鸭	35	兔肉、蟹肉、水发鱿鱼	100

等热量油脂类食物交换表

（每份提供热量376千焦，脂肪10克）

食物	重量（克）	食物	重量（克）
花生油、玉米油、菜子油	10	豆油、红花油、香油	10
猪油、牛油、羊油、黄油	10	芝麻酱	15

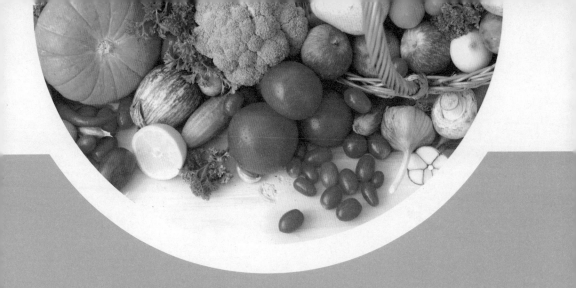

第二章
日常饮食宜忌

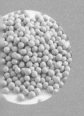
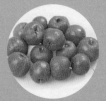

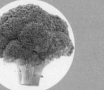
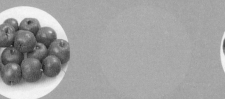

谷薯类

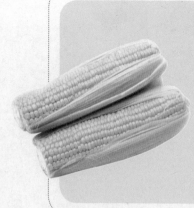

玉米

降低血液胆固醇浓度

推荐用量· 鲜玉米每天不超过 100 克，玉米面每天 70 克

营养成分	热量	胆固醇	脂肪	蛋白质
含量	1427 千焦	—	3.3 克	8.1 克
含量比较	高★★★	—	中★★☆	高★★★

注：按每 100 克可食部分计（后同）。

降脂原理

降低胆固醇和三酰甘油

降脂营养素：不饱和脂肪酸、亚油酸、维生素 E

玉米油中含有丰富的不饱和脂肪酸，特别是亚油酸含量较高，它和玉米胚芽中的维生素 E 协同作用，能有效降低血液胆固醇浓度，并防止其沉积于血管壁。

对预防并发症的益处

有助于预防糖尿病及高血压

优势营养素：膳食纤维、油酸

玉米中的膳食纤维可以使食物中的糖分子在肠道内缓慢地被吸收，可显著降低餐后血糖。玉米中的油酸可降低高血压患者发生心肌梗死、脑卒中的危险。

降脂这样吃

在煮玉米面粥时可加少量碱，因为玉米中多为结合型烟酸，加碱能使结合型烟酸变成游离型烟酸，为人体所吸收利用。

搭配宜忌

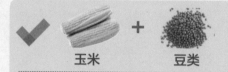

✔ 玉米 + 豆类

玉米含有的蛋白质中缺乏色氨酸，宜与富含色氨酸的豆类搭配食用。

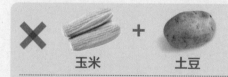

✘ 玉米 + 土豆

玉米和土豆同食，会使体内吸收淀粉过多，从而导致体重增加、血糖上升，会加重高脂血症患者的病情。

食用禁忌

玉米和可乐都富含磷，二者经常同食会摄取过多的磷，从而干扰体内钙的吸收和利用。

降脂小厨房

玉米菠菜粥

材料　菠菜 25 克，玉米面 50 克。

调料　盐、花椒粉、鸡精、碱面各适量，香油 3 克。

做法

1. 菠菜择洗干净，放入沸水锅中焯一下，捞出放冷水里过凉，沥干水分后切末。

2. 挑出玉米面中的杂质，将玉米面用冷水调成没有结块的稀粥状。

3. 将调稀后的玉米面水倒入锅内再加入适量的水和少许碱面煮成稠粥，撒入菠菜末，放入盐、花椒粉、鸡精和香油调味即可。

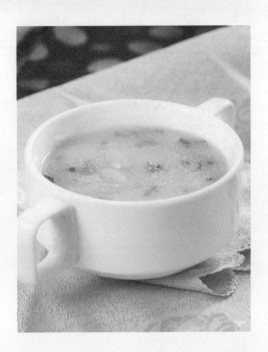

蔬菜玉米饼

材料　玉米 1 个，鸡蛋 1 个，面粉 100 克，韭菜、胡萝卜各 25 克。

调料　葱、盐各适量，植物油 5 克。

做法

1. 将韭菜、葱分别洗净，切段；胡萝卜洗净，切丝；玉米入沸水锅煮熟，捞出，晾凉，掰玉米粒；面粉加温水、鸡蛋，调成面糊，放入韭菜段、葱段、胡萝卜丝、玉米粒、盐搅拌均匀。

2. 锅置火上，倒油烧热，将面糊舀出平摊在锅中，小火煎至两面金黄即可。

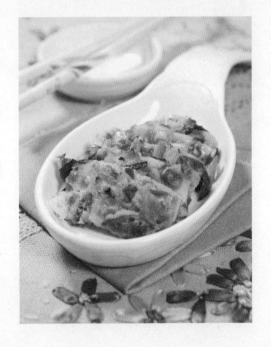

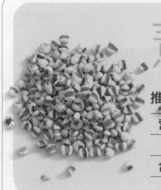

薏米

改善血脂代谢紊乱

推荐用量 每天宜摄入 50~100 克

营养成分	热量	胆固醇	脂肪	蛋白质
含量	1494 千焦	—	3.3 克	8.1 克
含量比较	高★★★	—	中★★☆	高★★★

降脂原理

改善血脂代谢紊乱

降脂营养素：薏苡仁多糖、羟基不饱和脂肪酸、膳食纤维

薏米中含有的羟基不饱和脂肪酸和薏苡仁多糖可改善血脂代谢紊乱。此外，薏米含有丰富的水溶性膳食纤维，使肠道对脂肪的吸收率变差，可以降低血液中的胆固醇以及三酰甘油，进而调节血脂。

对预防并发症的益处

维持正常的胰岛素分泌

优势营养素：硒

薏米可用来降压；薏米中的微量元素硒可修复胰岛 β 细胞，维持正常的胰岛素分泌，从而调节血糖。故常食薏米对高脂血症并发高血压、糖尿病患者都有益处。

降脂这样吃

浸泡薏米的水要与米同煮，不能丢弃，以最大限度地保留其营养成分。

搭配宜忌

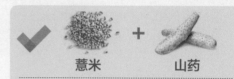

✔ 薏米 + 山药

二者同时食用可以抑制餐后血糖急剧上升，同时也可以避免胰岛素分泌过剩，能使血糖得到较好调节。

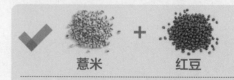

✔ 薏米 + 红豆

二者均含有较高的糖类、蛋白质以及多种维生素和人体必需的氨基酸，搭配食用不仅能降低血糖，还对糖尿病合并肥胖症、高脂血症有一定的防治作用。

食用禁忌

淘洗薏米时宜用冷水轻轻淘洗，不要用力揉搓，以免造成水溶性维生素的流失。

降脂小厨房

薏米老鸭煲

材料 薏米 50 克，老鸭 1 只。

调料 生姜、陈皮、盐、酱油适量。

做法

1. 将薏米淘洗干净；陈皮洗净；老鸭宰洗干净，去内脏、尾部，切块备用。

2. 瓦煲置火上，将薏米、老鸭、生姜、陈皮放在瓦煲内，加入清水 2500 毫升（10 碗量），大火烧沸后，改小火煲约 2 小时，调入盐、酱油即可。

大厨支招 将切好的鸭块先汆水，可以去除油脂。

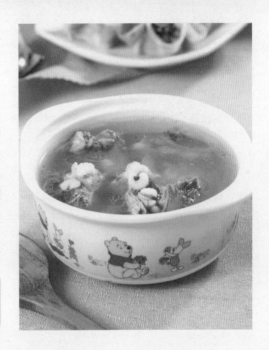

薏米南瓜粥

材料 南瓜 200 克，薏米、大米各 50克，银耳、枸杞子各适量。

调料 蜂蜜少许。

做法

1. 将南瓜洗净去皮，切成丁状；大米和薏米、枸杞子洗净备用；大米泡 30分钟，薏米泡 2 小时，银耳用冷水浸泡 1 小时，充分泡软后备用。

2. 在煮锅中倒入清水，用大火加热，水开后加入薏米，转成小火煮 20 分钟，加大米煮 30 分钟。

3. 放入南瓜丁和银耳，用小火继续煮 15分钟，最后放入枸杞子再煮 5 分钟关火，食用时可加入蜂蜜调味。

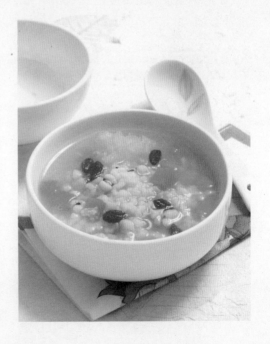

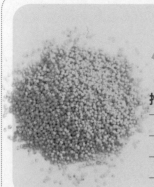

小米 分解和转化脂肪

推荐用量 每天宜摄入 30 克左右

营养成分	热量	胆固醇	脂肪	蛋白质
含量	1500 千焦	—	3.1 克	9.0 克
含量比较	高★★★	—	低★☆☆	低★☆☆

降脂原理

分解脂肪，降低血液中胆固醇的含量

降脂营养素：B 族维生素、维生素 E

小米中含有丰富的 B 族维生素，能够帮助分解和转化脂肪；其中所含有的不饱和脂肪酸和维生素 E 相互作用，还可降低血液中胆固醇的浓度，并防止其在血管壁上沉积。

对预防并发症的益处

防止血栓形成

优势营养素：B 族维生素

小米中含有的 B 族维生素可以减少脂肪的吸收，防止血栓形成，能够有效预防高脂血症引起的脑卒中等疾病。

降脂这样吃

小米蛋白质中赖氨酸含量偏低，蛋氨酸含量相对较高，而大豆中的蛋白质恰恰相反，混合食用时赖氨酸和蛋氨酸两者可相互补充，提高营养价值。

搭配宜忌

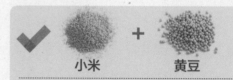

小米 + 黄豆

小米中的类胡萝卜素进入人体后可以转化成维生素 A，与黄豆中的异黄酮作用，可以保护眼睛和皮肤。

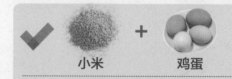

小米 + 鸡蛋

鸡蛋含有丰富的优质蛋白质，小米中的 B 族维生素可以提高蛋白质的吸收率。

食用禁忌

避免用冷自来水煮小米，因为水中的氯气在煮的过程中会破坏维生素 B_1，使营养成分流失。

降脂小厨房

小米粥

材料　小米 100 克。

做法

1. 小米淘洗干净。
2. 锅置火上，倒入适量清水烧开，放入小米大火煮沸，再转小火，不停搅拌，煮至小米开花即可。

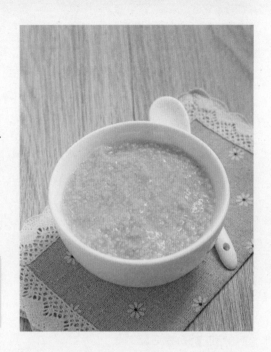

> **大厨支招**　在用小火熬煮时，最好时不时地搅动几下，这样能让米粒更饱满，呈黏稠状。

小米黄豆面饼

材料　小米面 200 克，黄豆面 40 克，干酵母 3 克。

做法

1. 将小米面、黄豆面和干酵母放入面盆中，倒入水搅拌成无颗粒的糊状，加盖饧发 4 小时。
2. 锅内倒油烧热，舀入面糊，使其自然形成圆饼状，将饼煎至两面金黄即可。

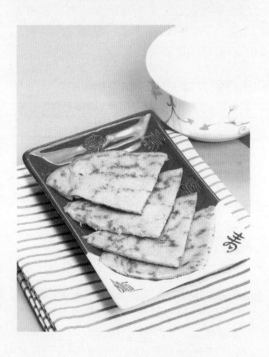

> **大厨支招**　面团不要揉得太硬，只要不粘手即可；煎的时候要小火，否则外焦里不熟。

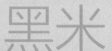

黑米　减少动脉粥样硬化的危险性

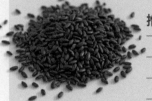

推荐用量　每天宜摄入 50 克左右

营养成分	热量	胆固醇	脂肪	蛋白质
含量	1394 千焦	—	2.5 克	9.4 克
含量比较	高★★★	—	低★☆☆	中★★☆

降脂原理

减少动脉粥样硬化的危险性

降脂营养素：花色苷类化合物、不饱和脂肪酸

黑米的提取物花色苷类化合物和不饱和脂肪酸可显著降低血清总三酰甘油、总胆固醇、低密度脂蛋白胆固醇的浓度，从而有效降低血脂水平，改善血脂代谢，减少动脉粥样硬化的危险性。

对预防并发症的益处

有利于控制血压

优势营养素：钾、镁

黑米中的钾、镁等矿物质还有利于控制血压，减少患心脑血管疾病的风险，因此对高脂血症并发高血压患者有益。

降脂这样吃

黑米的米粒外部有坚韧的种皮包裹，很难煮烂。可将黑米在清水中泡一夜，待充分吸收水分后再煮，便易于煮烂了。

搭配宜忌

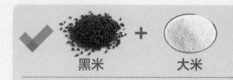

黑米　＋　大米

二者同食可防止餐后血糖急剧上升，平稳血糖，但血糖偏高者不宜食粥。

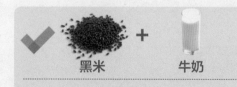

黑米　＋　牛奶

二者合用补益气血，对贫血、脾胃虚弱的患者非常适用。

食用禁忌

黑米若不煮烂，不仅很多重要的营养素不能溶出，而且多食后不易消化，可能引起急性肠胃炎。

降脂小厨房

黑米面馒头

材料　面粉 50 克，黑米面 25 克。
调料　酵母适量。
做法

1. 酵母用 35℃左右的温水化开并调匀；面粉和黑米面倒入盆中，慢慢地加酵母水和适量清水搅拌均匀，揉成光滑的面团。
2. 将面团平均分成若干小面团，制成馒头生坯，饧发 30 分钟，放入沸水蒸锅中蒸 15~20 分钟即可。

大厨支招　黑米面是软糯的，所以必须加面粉，蒸出的馒头才不会黏。

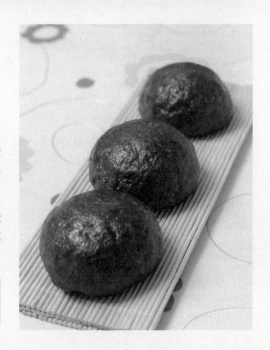

黑米大枣粥

材料　黑米 50 克，大枣 10 克，枸杞子 5 克。
做法

1. 黑米淘洗干净，用清水浸泡一夜；大枣、枸杞子洗净备用。
2. 锅置火上，倒入 1000 毫升清水，用大火煮沸。放入黑米煮沸后加入大枣，改用小火煮至黑米熟。再加入枸杞子继续煮 5 分钟即可。

大厨支招　黑米熬粥要口感好，须先浸泡 10 小时以上。

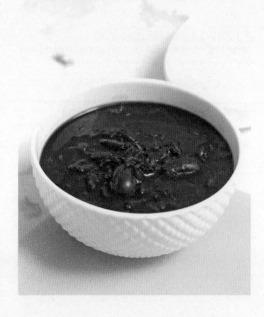

黑芝麻 阻碍合成胆固醇

推荐用量 每天宜摄入 10 克左右

营养成分	热量	胆固醇	脂肪	蛋白质
含量	2222 千焦	—	46.1 克	19.1 克
含量比较	高★★★	—	高★★★	高★★★

降脂原理

阻碍肝脏合成胆固醇

降脂营养素：铁、卵磷脂、维生素 E、亚油酸、芝麻素、芝麻酚

黑芝麻含有的铁、卵磷脂和维生素 E 是分解、降低血液中胆固醇的重要成分。黑芝麻含有的亚油酸可降低血脂，芝麻素和芝麻酚具有降低血清胆固醇的作用。

对预防并发症的益处

减少肠胃对脂肪的吸收

优势营养素：不饱和脂肪酸

黑芝麻中含丰富的不饱和脂肪酸，可清除自由基，减少肠胃对脂肪的吸收，保护心脑血管，对高脂血症并发其他心脑血管类疾病者有益。

降脂这样吃

黑芝麻的外皮营养很丰富，但稍硬，食用时若将膜碾碎了，更有助于营养的吸收。

搭配宜忌

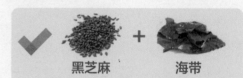

✔ 黑芝麻 + 海带

海带具有净化血液的作用，与能改善血液循环的黑芝麻同食，可排毒养颜、抗衰老。

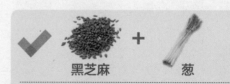

✔ 黑芝麻 + 葱

黑芝麻含有维生素 B_1，葱含大蒜素，二者一起食用，有助于人体充分吸收利用维生素 B_1，可以帮助集中注意力，消除疲劳，并有护肤效果。

食用禁忌

慢性肠炎、胆囊炎、牙痛、腹泻、消化功能较弱者少食。

降脂小厨房

黑芝麻拌海带

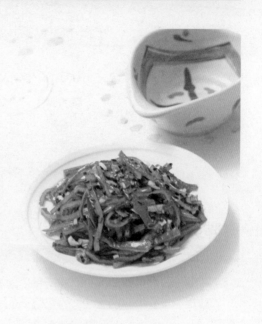

材料　新鲜海带 500 克，熟黑芝麻 20 克。

调料　玉米油 5 克，料酒、蒜泥、香菜碎、醋、生抽、白糖、盐各适量。

做法

1. 新鲜海带洗净，用开水焯一下，颜色由褐色变绿后捞出过凉，洗去杂质，用清水浸泡 2 小时，中间换水 1 次，捞出沥干水分，切成海带丝。

2. 蒜泥、熟黑芝麻添加盐、白糖、生抽、醋、料酒搅拌均匀，浇入玉米油，拌入海带丝中，撒上香菜碎即可。

黑芝麻糊

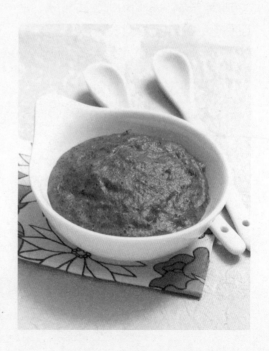

材料　生黑芝麻 80 克，糯米粉 100 克。

调料　白糖 5 克。

做法

1. 生黑芝麻挑去杂质，炒熟，碾碎；糯米粉加适量清水调匀。

2. 碾碎的生黑芝麻倒入锅内，加适量水烧开，改为小火，加白糖调味。

3. 把糯米粉糊慢慢淋入锅内，勾芡成浓稠状即可。

大厨支招　将 15~20 克黑芝麻放在锅中翻炒至熟，磨成粉末，分别在早晨和睡觉前半小时，用水冲调后服用。

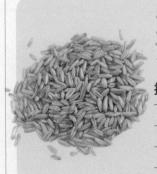

燕麦

减少胆固醇的吸收

推荐用量 每天宜摄入 40 克左右

营养成分	热量	胆固醇	脂肪	蛋白质
含量	1535 千焦	—	6.7 克	15 克
含量比较	中★★☆	—	低★☆☆	高★★★

降脂原理

降低血清胆固醇浓度

降脂营养素：亚油酸、膳食纤维

燕麦中含有丰富的亚油酸，可降低血清胆固醇、三酰甘油的浓度；燕麦中还富含可溶性膳食纤维，可推动肠蠕动，减少胆固醇在大肠、小肠内被吸收的机会；可溶性膳食纤维又可与胆汁酸、胆固醇结合，从而降低血清胆固醇浓度，有效降低血脂。

对预防并发症的益处

使餐后血糖缓慢上升

优势营养素：膳食纤维

燕麦中含有的膳食纤维可延长食物在胃里停留的时间，推迟小肠对淀粉的消化吸收，使餐后血糖缓慢上升。此外燕麦还具有润肠通便、促进血液循环的功效。

降脂这样吃

燕麦宜选没有加工过的，因为燕麦中的水溶性膳食纤维只有经过长时间熬煮才能被机体吸收利用。

搭配宜忌

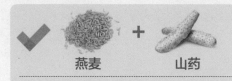

✔ 燕麦 ＋ 山药

具有延年益寿的作用，更是糖尿病、高血压患者的膳食佳品。

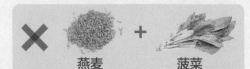

✘ 燕麦 ＋ 菠菜

燕麦中含有钙，而菠菜含有丰富的草酸，二者同食，容易形成不易被人体吸收的草酸钙，影响人体对钙的吸收。

食用禁忌

虽然燕麦营养丰富，但一次不宜食用太多，否则会造成胃痉挛或腹部胀气。

降脂小厨房

豆浆麦片粥

材料 黄豆 60 克，即食燕麦片 100 克。

做法

1. 黄豆用清水浸泡 10~12 小时，洗净；燕麦片倒入大碗中。
2. 把浸泡好的黄豆倒入全自动豆浆机中，加水至上、下水位线之间，煮至豆浆机提示豆浆做好，取适量冲入装有燕麦片的大碗中，盖上碗盖闷 10 分钟，搅拌均匀即可。

大厨支招 打豆浆、煮豆浆时都容易产生浮沫，去掉浮沫能使豆浆的口感更好。

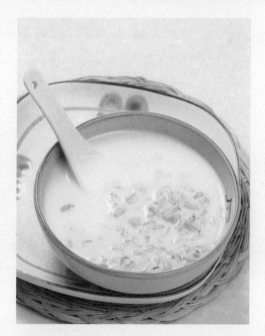

燕麦南瓜粥

材料 燕麦片 50 克，大米 60 克，南瓜 200 克。

做法

1. 将南瓜洗净，削皮，切成小块；大米洗净，用清水浸泡半小时。
2. 将大米放入煮锅中，加适量水，用大火煮沸后换小火煮 20 分钟，加入南瓜块，小火煮 10 分钟。
3. 加入燕麦片，小火煮 5 分钟关火即可。

大厨支招 燕麦要煮至熟软，但不能长时间煮（最好不超过 5 分钟），能保护所含的降脂维生素。

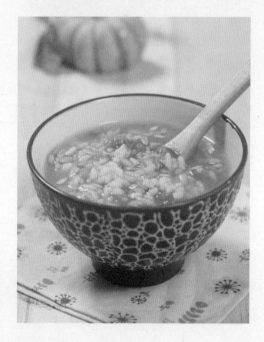

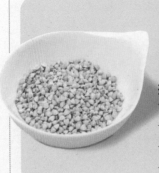

荞麦

降低血液中胆固醇含量

推荐用量　每天宜摄入 60 克左右

营养成分	热量	胆固醇	脂肪	蛋白质
含量	1356 千焦	—	2.3 克	9.3 克
含量比较	中★★☆	—	低★☆☆	中★★☆

降脂原理
降低血液中的胆固醇含量

降脂营养素：膳食纤维、镁、烟酸

荞麦中含大量膳食纤维和烟酸，可降低血液中的胆固醇含量。荞麦中含有的镁元素可促进人体纤维蛋白溶解，抑制凝血酶的生成，从而有效降低血清胆固醇浓度。

对预防并发症的益处
维持毛细血管的抵抗力

优势营养素：芸香苷、膳食纤维

荞麦中含大量的黄酮类化合物，尤其富含芸香苷，能维持毛细血管的抵抗力，抑制血压上升，具有抗氧化作用。此外，荞麦中所含的膳食纤维具有预防便秘的作用。

降脂这样吃

荞麦米质较硬，直接做不易做熟，烹调前宜先用清水泡数小时，但泡荞麦米的水不要倒掉，以免造成营养成分的流失。

搭配宜忌

✓ 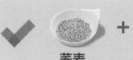 +

荞麦　　　　牛奶

荞麦的蛋白质中缺少精氨酸、酪氨酸，与牛奶搭配食用可使营养互补。

✗ +

荞麦　　　　海带

海带中的铁会妨碍荞麦中的维生素 E 的吸收。两者经常大量同食，可能造成静脉曲张、瘀血，并有缺乏活力的表现。

食用禁忌

荞麦性凉，一次不宜多吃。胃寒者尤为不宜，以防消化不良。

降脂小厨房

荞麦菜卷

材料 荞麦面 100 克，鸡蛋 1 个（约 60克），土豆丝 50 克，青、红柿子椒丝各 25 克。

调料 葱花、盐、鸡精各适量，植物油5 克。

做法

1. 鸡蛋磕入碗内，打散；荞麦面加水、鸡蛋液和盐拌匀，做成面糊。

2. 平底锅置小火上，倒入适量植物油，待油烧至五成热，舀入一勺面糊，摊平，烙至两面微黄。

3. 炒锅置火上烧热，倒入适量植物油，炒香葱花，倒入土豆丝炒至八成熟，加青、红柿子椒丝炒熟，用盐和鸡精调味，盛出，卷在煎熟的荞麦饼中食用即可。

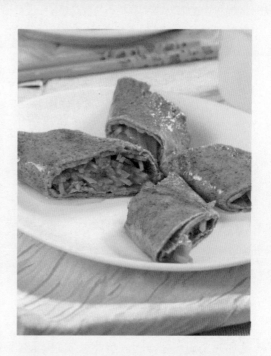

葱香荞麦饼

材料 荞麦面 150 克，面粉 50 克。

调料 葱花、植物油各 10 克，盐 4 克。

做法

1. 荞麦面、面粉倒入足够大的容器中，加适量温水，和成光滑的软面团，饧 30分钟；葱花拌入少许植物油和盐。

2. 饧好的面团擀成面片，把葱花均匀地撒在上面，卷成面卷，分成 3 等份。将面卷露出葱花的两头捏紧，按成圆饼状，用擀面杖擀薄，放入煎锅中烙熟即可。

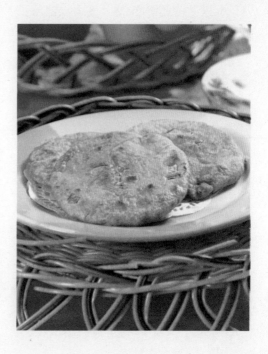

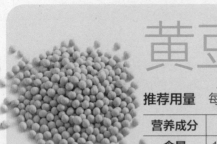

黄豆
促进胆固醇的代谢

推荐用量 每天宜摄入 40 克左右

营养成分	热量	胆固醇	脂肪	蛋白质
含量	1502 千焦	—	16.0 克	35. 克
含量比较	中★★☆	—	中★★☆	高★★★

降脂原理
减少动脉粥样硬化的发生

降脂营养素：皂苷、亚油酸、不饱和脂肪酸

黄豆富含皂苷，可消耗胆酸。胆酸消耗后需要动用体内胆固醇继续制造胆酸，从而促进了胆固醇的代谢。黄豆还富含亚油酸、不饱和脂肪酸，均具有降低血液中胆固醇的作用，可减少动脉粥样硬化的发生，预防高血压、冠心病等疾病。

对预防并发症的益处
减少血清、肝中脂质含量和脂肪含量

优势营养素：皂草苷

黄豆所含的皂草苷还可抑制体重增加，减少血清、肝中脂质含量和脂肪含量。因此，黄豆对于预防高脂血症并发肥胖症和脂肪肝均有一定的益处。

> **降脂这样吃**
>
> 在炒黄豆时，滴几滴黄酒，再放入少许盐，可减少黄豆的豆腥味。

搭配宜忌

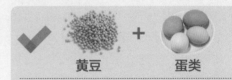

✔ 黄豆 + 蛋类

黄豆蛋白质内赖氨酸较多，蛋氨酸却较少。为了使营养丰富，食用黄豆制品时应注意与含蛋氨酸丰富的食品搭配使用，如鸡蛋、鸭蛋、鸽蛋等。

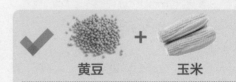

✔ 黄豆 + 玉米

黄豆中色氨酸、赖氨酸含量丰富，而玉米中赖氨酸、色氨酸含量较少，二者搭配一起吃，营养可互补。

食用禁忌

食用不熟的黄豆可能出现腹胀、腹泻、呕吐等不同程度的食物中毒症状。

降脂小厨房

香椿芽拌黄豆

材料　香椿芽 100 克，干黄豆 50 克。
调料　盐、香油各 3 克，鸡精少许。
做法

1. 干黄豆淘洗干净，用清水浸泡 8~12
   小时，煮熟，捞出，沥干水分，晾凉；
   香椿芽择洗干净，放入沸水中焯烫
   30~40 秒，捞出，沥干水分，晾凉，
   切末。
2. 取小碗，加盐、鸡精、香油搅拌均匀，
   制成调味汁。
3. 取盘，放入黄豆和香椿末，淋入调味
   汁拌匀即可。

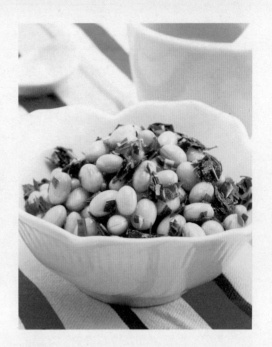

黄豆猪蹄汤

材料　黄豆 100 克，猪蹄 300 克。
调料　黄酒、葱段、姜片、盐各 10 克。
做法

1. 将黄豆用清水提前浸泡 8 小时备用；
   猪蹄用沸水烫后拔净毛，切块。
2. 将猪蹄放入煮锅内加入清水、姜片一
   起煮沸，撇沫，再加入黄豆、黄酒、
   葱段，改小火焖煮至猪蹄半熟后加入
   盐，再煮 1 小时。

大厨支招　黄豆中含有丰富的醛糖酸
残基，与猪蹄一起炖煮，能降低对饱
和脂肪酸的吸收。

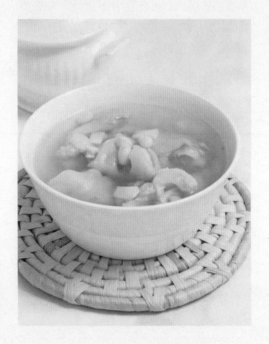

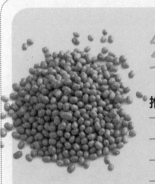

绿豆

减少肠道吸收胆固醇

推荐用量 每天宜摄入 40 克左右

营养成分	热量	胆固醇	脂肪	蛋白质
含量	1320 千焦	—	0.8 克	21.6 克
含量比较	高★★★	—	低★☆☆	高★★★

降脂原理

减少肠道对胆固醇的吸收

降脂营养素：植物甾醇

绿豆中所含的植物甾醇结构与胆固醇相似。植物甾醇与胆固醇竞争酯化酶，使胆固醇不能酯化而减少肠道对胆固醇的吸收，并可通过促进胆固醇异化，或在肝脏内阻止胆固醇的生物合成等途径，使血清胆固醇含量降低，有效降低血脂。

对预防并发症的益处

防治高脂血症并发脂肪肝

优势营养素：低聚糖

绿豆淀粉中含有的低聚糖对糖尿病患者空腹血糖、餐后血糖的降低都有一定作用，对防治高脂血症并发糖尿病有一定帮助。

降脂这样吃

绿豆不宜煮得过烂，以免使有机酸和维生素遭到破坏，降低清热解毒的功效。

搭配宜忌

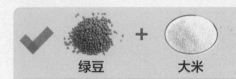

绿豆　　　　　大米

绿豆可以搭配大米煮粥，能补充更多的微量元素和 B 族维生素，还能增进食欲。

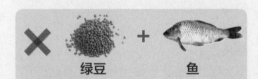

绿豆　　　　　鱼

绿豆富含维生素 B_1，鱼中却含有破坏维生素 B_1 的酶，若同食，会破坏维生素 B_1 的吸收。

食用禁忌

煮绿豆忌用铁锅，因为豆皮中含的单宁质遇铁发生化学反应生成黑色的单宁铁，影响味道及人体的消化吸收。

降脂小厨房

苦瓜绿豆汤

材料 苦瓜 100 克，绿豆 50 克。

做法

1. 绿豆洗净，浸泡 30 分钟；苦瓜洗净，切块。
2. 锅置火上，加入适量清水，煮沸后放入苦瓜、绿豆，炖约 30 分钟至绿豆熟即可。

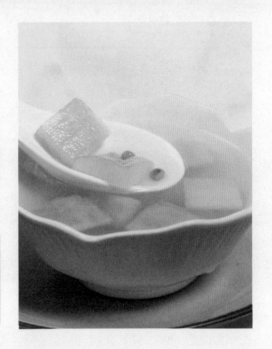

大厨支招 绿豆在沸水中浸泡后冷却，然后放入冰箱冷冻一会儿，这样在熬汤的时候绿豆很快就会酥烂，可减少对降脂成分的破坏。

绿豆海带粥

材料 大米、海带丝、绿豆各 50 克。

调料 白糖 5 克。

做法

1. 大米洗净后，用清水浸泡 1 小时；海带洗净切丝备用；绿豆洗净后用清水浸泡 2 小时。
2. 将大米连同浸泡的水倒入煮锅中煮沸，再将海带丝倒入大米粥中一同煮沸，改小火焖煮。
3. 将浸泡后的绿豆放入蒸锅中蒸熟，再加入大米粥内一同焖煮，直至粥软烂，再加入白糖调味，煮匀即可关火。

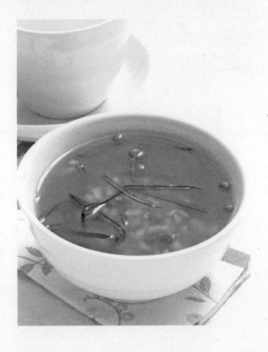

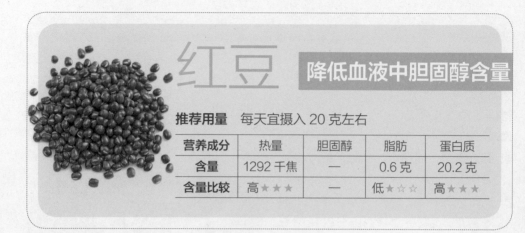

红豆

降低血液中胆固醇含量

推荐用量 每天宜摄入 20 克左右

营养成分	热量	胆固醇	脂肪	蛋白质
含量	1292 千焦	—	0.6 克	20.2 克
含量比较	高★★★	—	低★☆☆	高★★★

降脂原理

促进胆固醇排出，降低血液中胆固醇含量

降脂营养素：膳食纤维、豆固醇

红豆中含有丰富的膳食纤维以及豆固醇，可以促进胆固醇的排出，降低血液中胆固醇浓度，并防止其在血管壁上沉积。

对预防并发症的益处

平稳血糖，降血压

优势营养素：膳食纤维、钾

红豆中的膳食纤维可以帮助清除血管中的胆固醇，降低血脂，平稳血糖；红豆中的钾可以促进体内多余盐分的排出，对降血压有一定功效。

降脂这样吃

红豆同鱼肉一起炖汤后，有助于充分吸收所含的有效降脂物质，且能补充优质蛋白质，对高脂血症患者很有好处。

搭配宜忌

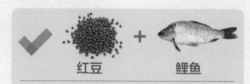

红豆 + **鲤鱼**

红豆富含皂苷等利尿解毒的成分，和鲤鱼一起食用可以加强利尿消肿的功效。

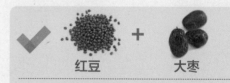

红豆 + **大枣**

红豆养心，大枣可养血安神、健脾益胃，二者同食可补益心脾。

食用禁忌

泡红豆时不要用热水，在煮的时候不要加碱，防止所含的降脂营养素等被破坏或流失。

降脂小厨房

鲤鱼红豆汤

材料 鲤鱼1条，红豆100克，大枣6颗。

调料 盐适量。

做法

1. 红豆淘洗干净，用清水浸泡6～8小时；鲤鱼去鳞，除鳃和内脏，洗净；大枣洗净。

2. 炒锅置火上烧热，倒入植物油，放入鲤鱼煎至两面的鱼肉略有金黄色，放入砂锅中。

3. 砂锅置火上，倒入红豆和没过锅中食材的清水，大火烧开后转小火，放入大枣，煮至红豆烂熟，加少许盐调味即可。

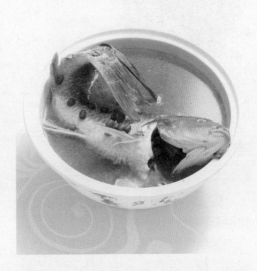

红豆鸭肉粥

材料 大米100克，红豆30克，鸭肉50克。

调料 姜片、白糖各适量。

做法

1. 把红豆洗净，去杂质，在冷水中浸泡2～4小时；鸭肉洗净，用沸水焯掉血水，切成小颗粒。

2. 锅置火上，注入适量清水，把红豆、鸭肉、大米、姜片同时放入锅内，用大火烧沸后，改用小火煮50分钟，最后加入白糖即可。

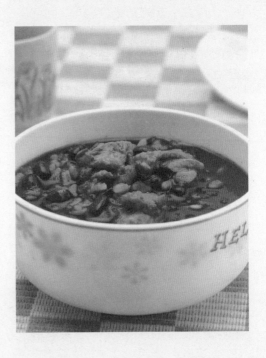

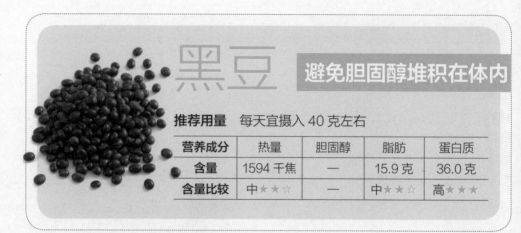

黑豆

避免胆固醇堆积在体内

推荐用量 每天宜摄入 40 克左右

营养成分	热量	胆固醇	脂肪	蛋白质
含量	1594 千焦	—	15.9 克	36.0 克
含量比较	中★★☆	—	中★★☆	高★★★

降脂原理

避免过多胆固醇堆积在体内

降脂营养素：不饱和脂肪酸、镁、植物性固醇

黑豆中所含的不饱和脂肪酸和镁等成分，均可促进血液中胆固醇的代谢。此外，黑豆所含的植物性固醇，可与其他食物中的固醇类相互竞争吸收，而加速粪便中固醇类的排出，避免过多胆固醇在体内堆积。

对预防并发症的益处

促进胰岛素分泌

优势营养素：胰蛋白酶、胰凝乳蛋白酶

黑豆中含有胰蛋白酶和胰凝乳蛋白酶，能增强胰腺功能，促进胰岛素分泌。对防治高脂血症并发糖尿病有一定作用。

降脂这样吃

食用黑豆时不宜去皮，黑豆皮含有花青素，是很好的抗氧化剂来源。

搭配宜忌

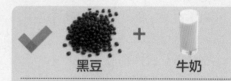

黑豆 + 牛奶

黑豆和牛奶同食可以更好地吸收牛奶中的维生素 B_{12}。

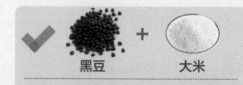

黑豆 + 大米

二者合用可以有效帮助肥胖型糖尿病患者减肥。

食用禁忌

黑豆较难消化，消化功能不良者不宜多食，以免引起腹泻。

降脂小厨房

醋泡黑豆

材料 黑豆 100 克。

调料 醋 20 克，蒜瓣 10 克。

做法

1. 将黑豆清洗干净，沥干水分备用。

2. 将黑豆放入平底锅内，以中火炒干后，转小火炒至黑豆表皮裂开，关火待冷却。

3. 取一无油无水的干净容器，放入冷却的黑豆，倒入刚开瓶的醋（醋的分量以完全淹没黑豆为准，多少可以根据自身喜好决定），在表面放入蒜瓣。

4. 将容器密封起来，放置阴凉处或冰箱冷藏保存 7 天后即可分次食用。

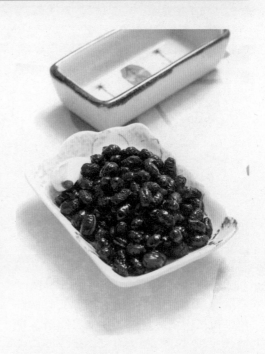

莲藕黑豆汤

材料 莲藕 300 克，黑豆 50 克，大枣 10 克。

调料 姜丝、陈皮各 5 克，盐 3 克。

做法

1. 黑豆干炒至豆壳裂开，洗去浮皮；莲藕去皮，洗净，切片；大枣洗净；陈皮浸软。

2. 锅置火上，倒入水煮沸，放入莲藕、陈皮、姜丝、黑豆和大枣煮沸，转小火煮 1 小时，加盐调味即可。

大厨支招 在煮黑豆的时候可以多加入清水，不要加高汤、清汤等含热量高的汤类。

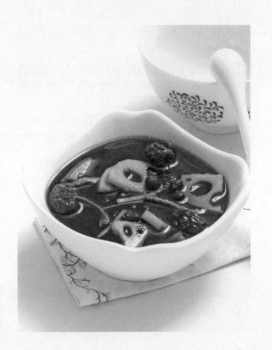

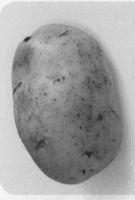

土豆

促进胆固醇排泄

推荐用量 每天宜摄入 200 克左右

营养成分	热量	胆固醇	脂肪	蛋白质
含量	318 千焦	—	0.2 克	2.0 克
含量比较	低★☆☆	—	低★☆☆	低★☆☆

降脂原理

加速胆固醇在肠道内代谢

降脂营养素：维生素 C、膳食纤维

土豆中含有大量维生素 C 和膳食纤维，可促进胃肠蠕动，加速胆固醇在肠道内代谢，从而促进胆固醇排泄，有通便和降低血液中的胆固醇、防治动脉硬化的作用。

对预防并发症的益处

将钠从体内排出，防止血压升高

优势营养素：钾、膳食纤维

土豆富含的钾能取代体内的钠，同时能将钠从体内排出，防止血压升高。

土豆中还含有丰富的膳食纤维，能避免胆固醇沉积在血管壁上升高血压。

降脂这样吃

高脂血症患者吃土豆，最好选择拌、炒、炖、烧的烹调方法。

搭配宜忌

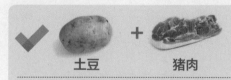

✔ 土豆 + 猪肉

含有糖类的土豆与含有维生素 B₁ 及锌的猪肉搭配食用，有助于消除疲劳。

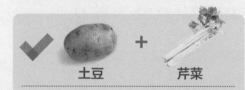

✔ 土豆 + 芹菜

土豆与芹菜同食可起到降血压、缓解疲劳、防治便秘、健脾除湿的作用。

食用禁忌

土豆皮中含有一种叫生物碱的有毒物质，因此食用时一定要去皮。

降脂小厨房

土豆拌海带丝

材料　土豆 250 克，鲜海带 150 克。

调料　蒜泥、葱花各 10 克，酱油、醋各 8 克，盐、辣椒油各 5 克。

做法

1. 将海带洗净，切成丝备用；土豆洗净去皮，切成丝备用。

2. 在煮锅中放入适量清水，大火烧开后，分别将海带丝、土豆丝放入沸水锅中焯熟，沥干备用。

3. 将葱花、蒜泥、酱油、醋、盐和辣椒油放在同一个碗内，调成味汁。

4. 将海带丝、土豆丝同时放入一个大器皿中，加入调好的味汁，拌匀即可。

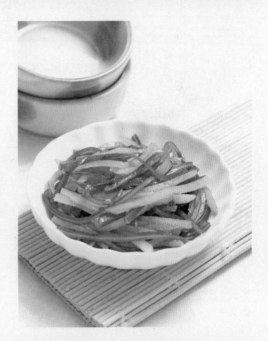

土豆牛肉汤

材料　土豆 100 克，牛腿肉 100 克。

调料　葱花、姜末、盐、植物油各适量。

做法

1. 土豆去皮，洗净，切块；牛腿肉去净筋膜，洗净，切块，放入沸水中焯去血水。

2. 锅置火上，倒入适量植物油，待油烧至七成热，下葱花和姜末炒香，放入牛肉块翻炒。

3. 倒入土豆块翻炒均匀，放入适量清水煮至土豆块熟透，用盐调味即可。

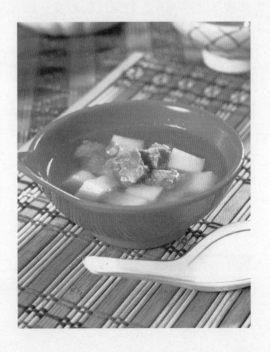

红薯

预防心脑血管脂质沉积

推荐用量 每天宜摄入 100 克左右

营养成分	热量	胆固醇	脂肪	蛋白质
含量	414 千焦	—	0.2 克	1.1 克
含量比较	低★☆☆	—	低★☆☆	低★☆☆

降脂原理

预防心脑血管系统的脂质沉积

降脂营养素：β-胡萝卜素、维生素C

红薯富含的 β-胡萝卜素、维生素 C 具有抗氧化作用，能够预防心脑血管系统的脂质沉积，防治动脉粥样硬化，促使皮下脂肪减少，避免出现过度肥胖，可有效降血脂。

对预防并发症的益处

降低葡萄糖的吸收速度

优势营养素：膳食纤维、黏液蛋白

红薯中的膳食纤维可促进肠胃蠕动，延长食物在肠内的停留时间，降低葡萄糖的吸收速度，使餐后血糖不会急剧上升。此外，红薯所含黏液蛋白能保持血管壁的弹性，防止动脉粥样硬化的发生。

降脂这样吃

红薯经高温加热可破坏淀粉颗粒，更易消化吸收，因此红薯熟吃更佳。

搭配宜忌

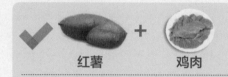

✔ 红薯 + 鸡肉

鸡肉中含有的蛋白质和脂肪，可以弥补红薯中的营养空缺。

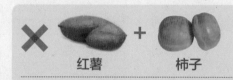

✘ 红薯 + 柿子

二者同食后会形成胃柿石，可能引起胃胀、腹痛、呕吐，严重时可导致胃出血等，危及生命。

食用禁忌

红薯一次不宜食用过多，否则会发生胃灼热、吐酸水、肚胀排气等不适症状。胃溃疡、胃酸过多的人不宜食用。

降脂小厨房

红薯玉米粥

材料　红薯 200 克，玉米面 100 克。

做法

1. 将红薯洗净后，去皮切成丁状备用；玉米面用水调成稀糊状。

2. 将红薯丁倒入煮锅中，加入适量清水，用大火加热煮沸，煮沸后转小火煮 20 分钟，边煮边用勺子轻轻搅动，直至红薯软烂。

3. 往红薯粥中加入玉米面糊，边加糊，边搅动，以使玉米面充分拌入红薯粥中。继续小火煮 10 分钟左右，至玉米面熟即可关火。

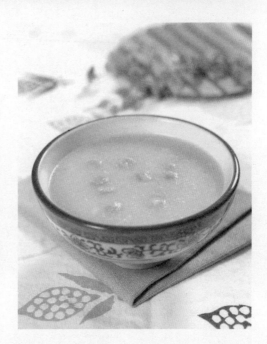

红薯米糊

材料　大米 50 克，红薯 30 克，燕麦 20 克。

做法

1. 大米和燕麦淘洗干净，用清水浸泡 1~2 小时；红薯洗净，去皮，切粒。

2. 将大米、燕麦和红薯粒倒入全自动豆浆机中，加水至上、下水位线之间，煮至豆浆机提示米糊做好即可。

大厨支招　将少量食盐放入清水中，把切开的生红薯泡十几分钟，再打糊，可防止腹胀。

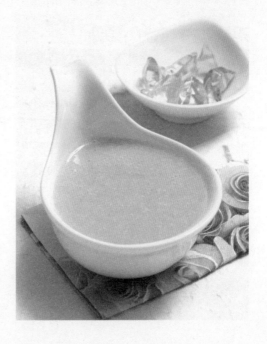

蔬菜类

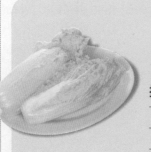

白菜 帮助排除多余的胆固醇

推荐用量　每天宜摄入 200 克左右

营养成分	热量	胆固醇	脂肪	蛋白质
含量	71 千焦	—	0.1 克	1.5 克
含量比较	低★☆☆	—	低★☆☆	低★☆☆

降脂原理

帮助人体排除多余的胆固醇

降脂营养素：维生素 C、膳食纤维

白菜中含有丰富的维生素 C，可减少血液中胆固醇的含量，使血液流通顺畅；此外，白菜中所含的膳食纤维，可以帮助人体排除多余的胆固醇，降低血脂。

对预防并发症的益处

防治高脂血症慢性心脑血管并发症

优势营养素：膳食纤维

白菜中膳食纤维的含量相当丰富，不仅能够促进胃肠蠕动，还具有降血糖的功效。维生素 E 可保护胰岛细胞免受自由基的侵害，还能保护心脑血管，防治高脂血症慢性心脑血管并发症。

降脂这样吃

切白菜时宜顺其纹理切，这样切不但易熟，口感好，而且维生素流失少。

搭配宜忌

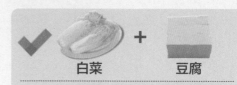

白菜　　+　　豆腐

白菜和豆腐是最好的搭档。豆腐含钙丰富，白菜则富含维生素 C，维生素 C 能促进钙的吸收。

食用禁忌

不要吃隔夜的熟白菜，因为隔夜的熟白菜会产生亚硝酸盐，亚硝酸盐在人体内会转化为致癌物质亚硝胺。

忌吃腐烂的白菜。白菜在腐烂的过程中会产生亚硝酸盐，亚硝酸盐能使血液中的血红蛋白丧失携氧能力，使人体发生严重缺氧，甚至危及生命。

降脂小厨房

小白菜豆腐汤

材料　小白菜、豆腐各 100 克。

调料　葱花、花椒粉、盐、鸡精各适量，
　　　　植物油 2 克。

做法

1. 小白菜择洗干净、切段；豆腐洗净，
切小块。

2. 汤锅倒入植物油烧至七成热，下葱花、
花椒粉炒出香味，放入豆腐和适量水
烧开。

3. 加入小白菜段煮 2 分钟，用盐和鸡精
调味即可。

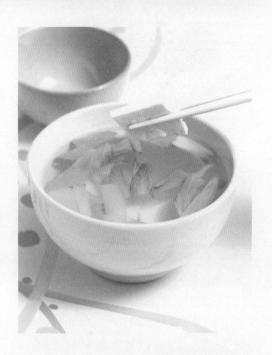

白菜心拌海蜇

材料　大白菜心 200 克，海蜇皮 100 克。

调料　蒜泥、盐、味精、醋各适量，香
　　　　油 2 克。

做法

1. 海蜇皮放冷水中浸泡 3 小时，洗净，切
细丝；大白菜心择洗干净，切成细丝。

2. 海蜇丝和大白菜丝一同放入盘中，加
蒜泥、盐、味精、醋、香油拌匀即可。

大厨支招　浸泡好的海蜇皮用热水焯
一下再迅速冲凉，挤干水分，吃起来
会保持清脆的口感。

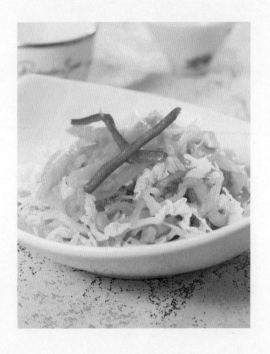

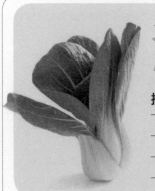

油菜

减少脂类的吸收

推荐用量　每天宜摄入 100 克左右

营养成分	热量	胆固醇	脂肪	蛋白质
含量	96 千焦	—	0.5 克	1.8 克
含量比较	低★☆☆	—	低★☆☆	低★☆☆

降脂原理

减少脂类的吸收

降脂营养素：膳食纤维

油菜为低脂肪蔬菜，且含有丰富的膳食纤维，能与胆酸盐和食物中的胆固醇及三酰甘油结合，并从粪便中排出，从而减少脂类的吸收，有效预防高脂血症。

对预防并发症的益处

延缓或改善糖尿病周围神经病变

优势营养素：维生素 C

油菜中的维生素 C 有助于维持胰岛素的功能，促进组织对葡萄糖的利用及胰岛素形成；此外，还可以抑制醛糖还原酶的作用，延缓或改善糖尿病周围神经病变。

降脂这样吃

烹饪油菜时宜现做现切，并用大火爆炒，可使其营养成分不被破坏。

搭配宜忌

✔ ＋

油菜　　　　海米

油菜和海米同食不仅能提供丰富的维生素和钙质，还能消肿散血、清热解毒。

✔ ＋

油菜　　　　豆腐

豆腐含有丰富的植物蛋白，油菜含有丰富的维生素和植物纤维素，二者搭配可生津润燥、清肺解毒。

食用禁忌

孕早期妇女、眼疾患者、小儿麻疹后期、疥疮、狐臭等慢性病患者要少食。

降脂小厨房

香菇油菜

材料　油菜100克，香菇200克。

调料　盐、酱油、味精、植物油各适量。

做法

1. 油菜择洗干净，沥干；香菇用温水泡发，去蒂，挤干水分，切丁。

2. 炒锅置火上，倒油烧热，放入油菜，并适量加盐，翻炒片刻，盛出待用。

3. 另一锅置火上，倒油烧至五成热，放入香菇丁均匀翻炒，然后调入盐、酱油炒至香菇熟。

4. 最后用味精调味，放入炒熟的油菜翻炒均匀即可。

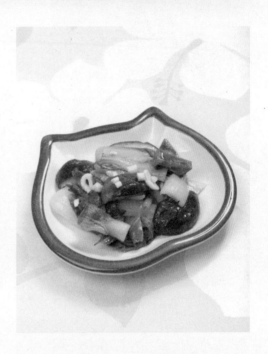

芝麻油菜

材料　油菜150克，白芝麻25克。

调料　盐、鸡精各适量，香油3克。

做法

1. 油菜择洗干净，入沸水中焯1分钟，捞出，晾凉，沥干水分；白芝麻挑去杂质。

2. 炒锅置火上烧热，放入白芝麻炒熟，盛出，晾凉。

3. 取盘，放入油菜，加盐、鸡精和香油拌匀，撒上熟白芝麻即可。

大厨支招　白芝麻外面有一层稍硬的膜，把它碾碎才能使人体吸收到营养，所以整粒的芝麻碾碎食用效果更好。

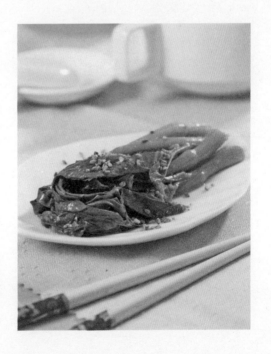

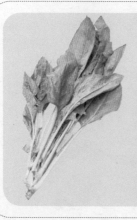

菠菜 促进血脂和脂蛋白代谢

推荐用量 每天宜摄入 80~100 克

营养成分	热量	胆固醇	脂肪	蛋白质
含量	100 千焦	—	0.3 克	2.6 克
含量比较	低★☆☆	—	低★☆☆	低★☆☆

降脂原理

促进体内血脂和脂蛋白代谢

降脂营养素：膳食纤维

菠菜中膳食纤维可增强消化功能，推动肠蠕动，清洁肠道，促进体内血脂和脂蛋白代谢，又可与胆汁酸、胆固醇结合，有降低血清胆固醇浓度的作用。

对预防并发症的益处

减缓糖分和脂类物质的吸收

优势营养素：叶酸、膳食纤维

菠菜含有丰富的叶酸，它能促进红细胞生成，增加血管弹性，促进血液循环，有效预防心脏病。此外，菠菜中含有的膳食纤维可以减缓糖分和脂类物质的吸收，从而减缓餐后血糖的升高。

降脂这样吃

菠菜含有草酸，会影响人体对钙的吸收。因此，菠菜不宜与豆类、虾等同食。

搭配宜忌

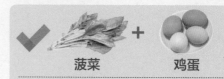

✔ 菠菜 + 鸡蛋

菠菜中含有类胡萝卜素，鸡蛋中含有维生素 A，均可保护视力。

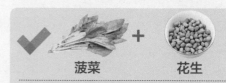

✔ 菠菜 + 花生

菠菜能够清理肠胃热毒、养血止血、润燥、防治便秘、降低脂肪；花生中的胆碱、卵磷脂等物质成分，可以提高高密度脂蛋白的水平，从而降低血脂。

食用禁忌

缺钙、软骨病、肺结核、肾结石、腹泻患者不宜食用生的菠菜。

降脂小厨房

菠菜拌粉丝

材料 菠菜 300 克，干粉丝 10 克。

调料 葱花、盐、鸡精适量，香油 3 克。

做法

1. 菠菜择洗干净，入沸水中焯 30 秒，捞出，沥干水分，晾凉；干粉丝切成 10 厘米左右的段，洗净，入沸水中煮熟，捞出，过凉，沥干水分。

2. 取盘，放入菠菜段和粉丝，用葱花、盐、鸡精和香油调味即可。

大厨支招 焯菠菜时水中放点盐和植物油，可使菠菜颜色碧绿。

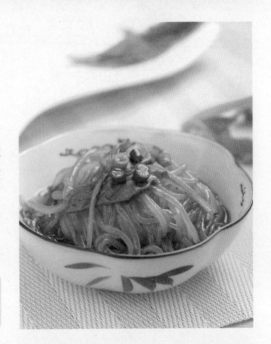

花生菠菜

材料 熟花生仁 50 克，菠菜 250 克。

调料 蒜末、盐、鸡精各适量，香油 3 克。

做法

1. 熟花生仁去皮；菠菜择洗干净，入沸水中焯 30 秒，捞出，晾凉，沥干水分，切段。

2. 取小碗，放入蒜末、盐、鸡精和香油搅匀。

3. 取盘，放入菠菜段，淋入调味汁拌匀，撒上花生仁拌匀即可。

大厨支招 菠菜不宜直接烹调，在制作之前最好先用沸水烫软，捞出来之后再烹饪，这样更有利于其中的营养物质的吸收。

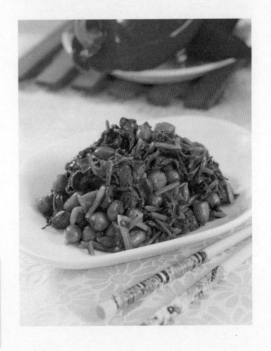

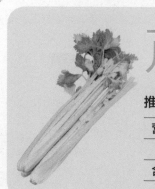

芹菜
清除血管壁上的胆固醇

推荐用量 每天宜摄入 100 克左右

营养成分	热量	胆固醇	脂肪	蛋白质
含量	59 千焦	—	0.1 克	0.8 克
含量比较	低★☆☆	—	低★☆☆	低★☆☆

降脂原理
清除附着在血管壁上的胆固醇

降脂营养素：黄酮类化合物、芸香苷、芹菜甲素、芹绿素

芹菜中含有丰富的芸香苷及多种黄酮类化合物，均有降血脂的作用；另外还含有芹菜甲素，是公认的有效降血脂成分；芹绿素能迅速清除附着在血管壁上的胆固醇、低密度脂蛋白含量，以有效降脂。

对预防并发症的益处
抑制消化道对葡萄糖的快速吸收

优势营养素：膳食纤维

芹菜中含有较多的膳食纤维，能够抑制消化道对葡萄糖的快速吸收，有降血糖的作用。

降脂这样吃

芹菜叶中所含的胡萝卜素和维生素 C 比茎中所含的多，因此食用时应该连鲜嫩的芹菜叶一起吃掉，可做汤、拌凉菜。

搭配宜忌

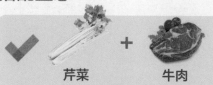

芹菜　＋　牛肉

芹菜含有较多的铁，牛肉同样富含铁，二者一起食用，补铁的效果更好，是缺铁性贫血患者的理想食物。

芹菜　＋　蚬、蛤、蟹

芹菜会破坏蚬、蛤、蟹中所含的维生素 B_1，故它们不宜相配。

食用禁忌

男性不宜多吃芹菜，因为芹菜会抑制睾酮的生成，从而减少精子数量。

降脂小厨房

炝芹菜腐竹

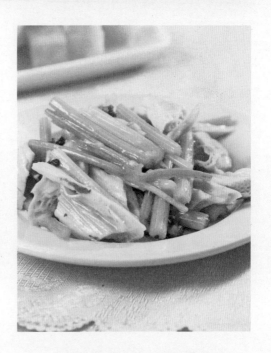

材料　芹菜 100 克，水发腐竹 75 克。

调料　葱花、盐、鸡精、花椒粉各适量，植物油 4 克。

做法

1. 水发腐竹洗净，切块；芹菜洗净，切段，倒入沸水中焯熟，晾凉；取盘，放入腐竹块、芹菜段、盐和鸡精。

2. 炒锅倒入植物油烧至七成热，下葱花炒出香味，关火；将炒锅内的油连同葱花和花椒粉一同淋在腐竹块和芹菜段上拌匀即可。

芹菜木耳拌百合

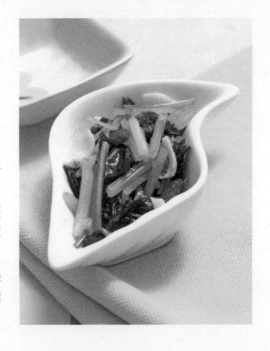

材料　芹菜 200 克，黑木耳 20 克，百合 60 克，枸杞子 3 克。

调料　香油、盐、白糖各 3 克，醋 5 克。

做法

1. 芹菜洗净，取茎切段；黑木耳泡发后，去根洗净，撕成小片；将鲜百合剥开后洗净；枸杞子洗净后用冷水泡软。

2. 在煮锅中加清水，煮开后，将芹菜茎在滚水中焯 30 秒钟后取出，黑木耳焯水 1 分钟，鲜百合焯 30 秒钟取出。

3. 将芹菜、黑木耳、百合、枸杞子一起放入碗中，倒入香油、盐、白糖、醋调味。

黄瓜

减少胆固醇的吸收

推荐用量　每天宜摄入 150~300 克

营养成分	热量	胆固醇	脂肪	蛋白质
含量	63 千焦	—	0.2 克	0.8 克
含量比较	低★☆☆	—	低★☆☆	低★☆☆

降脂原理

减少胆固醇的吸收

降脂营养素：膳食纤维

黄瓜所含的膳食纤维可以促进肠道蠕动，减少胆固醇的吸收，从而降低血脂。

对预防并发症的益处

防治高脂血症并发高血压、糖尿病、肥胖症

优势营养素：黄瓜酶

黄瓜中的黄瓜酶有很强的生物活性，能有效地促进机体的新陈代谢；黄瓜中所含的葡萄糖苷、果糖等不参与通常的糖代谢，糖尿病人吃黄瓜，血糖非但不会升高，甚至会降低；所以，黄瓜对防治高脂血症并发高血压、糖尿病、肥胖症有较好的作用。

降脂这样吃

黄瓜尾部含有较多的苦味素，苦味素有抗癌的作用，所以不要把黄瓜尾部全部丢掉。

搭配宜忌

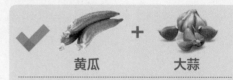

黄瓜　＋　大蒜

黄瓜不仅含热量低，还能抑制糖类物质转化为脂肪，和大蒜一起食用，可以有效降低胆固醇。

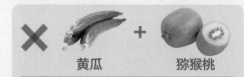

黄瓜　＋　猕猴桃

黄瓜不宜与猕猴桃同吃，因为黄瓜中含有维生素 C 分解酶，会分解和破坏猕猴桃中的维生素 C。

食用禁忌

有肠胃病、肝病、高血压及心脑血管病的人不要吃腌黄瓜。

降脂小厨房

拍黄瓜

材料 黄瓜 250 克。

调料 盐、蒜末、陈醋、鸡精、香菜末各适量，香油 3 克。

做法

1. 黄瓜洗净，用刀拍至微碎，切成块状。
2. 黄瓜块置于盘中，加盐、蒜末、陈醋、鸡精、香菜末和香油拌匀即可。

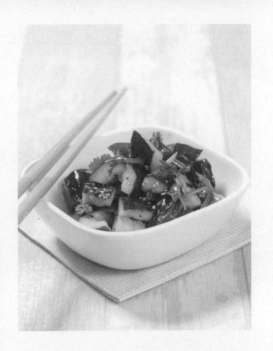

大厨支招 选择新鲜水嫩、深绿色、较硬、表面有光泽的黄瓜。那种尾粗或细、中央弯曲的变形小黄瓜则属于营养不良的，口感不佳。

双耳炒黄瓜

材料 银耳、黑木耳各 10 克，黄瓜 150克，胡萝卜 100 克。

调料 植物油 10 克，姜丝、葱末、盐各3 克。

做法

1. 将银耳、黑木耳用清水泡发，洗净后撕成小片备用；将黄瓜、胡萝卜分别洗净后切片备用。
2. 炒锅里放油，油热后，炒香姜丝、葱末，然后放入银耳、黑木耳炒至将熟之时放入黄瓜片和胡萝卜片，翻炒拌匀，撒入盐调味即可。

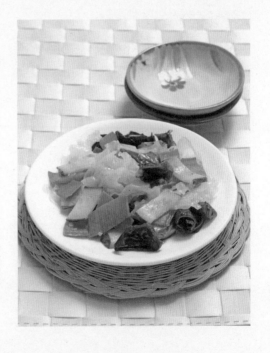

苦瓜

防治动脉粥样硬化

推荐用量 每天宜摄入 80 克左右

营养成分	热量	胆固醇	脂肪	蛋白质
含量	79 千焦	—	0.1 克	1.0 克
含量比较	低★☆☆	—	低★☆☆	低★☆☆

降脂原理

防治动脉粥样硬化

降脂营养素：苦瓜素、皂苷

苦瓜中的苦瓜素和皂苷两种成分，可有效降低血脂含量，防治动脉粥样硬化、糖尿病等疾病。

对预防并发症的益处

有效调节血糖

优势营养素：胰岛素样物质、膳食纤维、维生素

科学研究发现，苦瓜中含有一种胰岛素样物质，能够有效调节血糖。另外，苦瓜中还含有可改善糖代谢的丰富的维生素及抑制糖类吸收的膳食纤维。

降脂这样吃

苦瓜微苦的味道，能刺激人体唾液、胃液分泌，令人食欲大增，还能清热防暑，因此，夏季吃苦瓜最好。

搭配宜忌

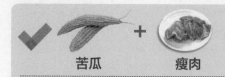

苦瓜 ＋ 瘦肉

苦瓜含有丰富的维生素 C，瘦肉富含铁元素，搭配烹调，苦瓜中的维生素 C 可以促进人体对瘦肉中铁的吸收和利用率。

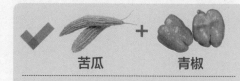

苦瓜 ＋ 青椒

富含苦瓜素的苦瓜和含有丰富维生素 C 的青椒一起食用，可以有效降低血脂。

食用禁忌

苦瓜性寒，体质虚寒和痛经的女性不宜食用。

降脂小厨房

双耳炝苦瓜

材料 水发黑木耳 10 克，干银耳 5 克，苦瓜 100 克。

调料 葱花、盐、鸡精各适量，植物油 3 克。

做法

1. 干银耳用清水泡发；银耳和黑木耳择洗干净，撕成小朵，入沸水中焯透，捞出；苦瓜洗净，去蒂除子，切条；取盘，放入黑木耳、银耳和苦瓜条，加盐和鸡精搅拌均匀。

2. 炒锅置火上，倒入适量植物油，待油烧至七成热，放入葱花炒香，关火，淋在原料上拌匀即可。

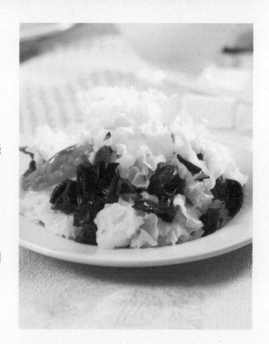

清炒苦瓜

材料 苦瓜 300 克。

调料 植物油 15 克，葱段 5 克，盐、鸡精、白糖、香油各 3 克。

做法

1. 苦瓜洗净，纵向剖开，再将剖为一半的苦瓜斜切成片备用。

2. 往炒锅中倒入适量油，烧热后，放入葱段爆香，再倒入苦瓜，迅速翻炒。

3. 将熟之时，加入盐、白糖、鸡精调味，翻炒拌匀后淋上少量香油，即可装盘食用。

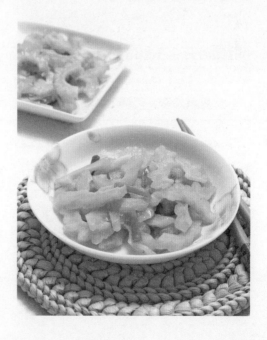

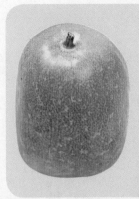

冬瓜 降低胆固醇

推荐用量 每天宜摄入 100 克左右

营养成分	热量	胆固醇	脂肪	蛋白质
含量	46 千焦	—	0.2 克	0.4 克
含量比较	低★☆☆	—	低★☆☆	低★☆☆

降脂原理

促进肠道蠕动，降低胆固醇

降脂营养素：丙醇二酸、葫芦巴碱、膳食纤维

冬瓜中富含的丙醇二酸、葫芦巴碱能有效控制体内的糖类转化为脂肪，所含的膳食纤维可促进肠道蠕动，降低体内胆固醇含量，有效降血脂，防治动脉硬化。

对预防并发症的益处

促使体内淀粉等糖类转化为热能

优势营养素：丙醇二酸、葫芦巴碱、维生素

冬瓜中含有丙醇二酸、葫芦巴碱和多种维生素，能够促使体内淀粉等糖类转化为热能，而不会变成脂肪积聚在体内，对中老年II型糖尿病患者中的肥胖者有益。

降脂这样吃

冬瓜具有解热利尿的功效，煮汤时可连皮一起，效果更加明显。

搭配宜忌

 +

冬瓜　　　　海米

冬瓜含有维生素K，海米含有钙，二者同食，可以强化人体对钙的吸收，促进血液正常凝固，帮助骨骼生长。

 +

冬瓜　　　　蒜薹

二者搭配具有利肺化痰的功效，适用于肺中有痰、咳嗽气喘等病。

食用禁忌

腹泻便溏、胃寒疼痛者忌食；女子月经期间和寒性痛经者忌食生冬瓜。

降脂小厨房

海米冬瓜

材料 冬瓜 500 克，海米 20 粒。

调料 葱花、姜末各 5 克，盐 3 克，鸡精少许，料酒、植物油各 10 克。

做法

1. 冬瓜削去外皮，去掉瓤及子，冲洗干净，切成片，用少许盐腌 5 分钟，滗去水；海米用温水泡软。

2. 炒锅烧热，倒入油烧至六成热，放入冬瓜片炒至嫩绿时捞出控油。

3. 锅内留少许底油，放入葱花、姜末炝锅，倒入水、盐、料酒、鸡精、海米，烧开后放入冬瓜片，用大火翻炒均匀，待烧开后转小火焖至冬瓜入味即可。

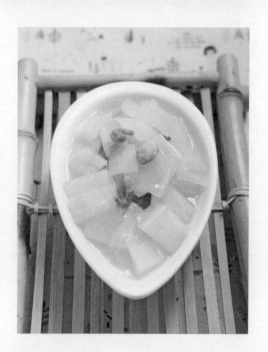

蘑菇冬瓜汤

材料 冬瓜 200 克，鲜蘑菇 50 克。

调料 葱花、姜片、盐各 5 克，鸡精、香油各 3 克。

做法

1. 将冬瓜洗净去皮、去瓤，切成薄片备用；将鲜蘑菇洗净去蒂后切片备用。

2. 在煮锅中放入适量清水，大火煮沸后，放入冬瓜及葱花、姜片，继续煮沸后，放入蘑菇。

3. 待蘑菇煮熟，香味四溢之时，放入盐、鸡精、香油调味即可。

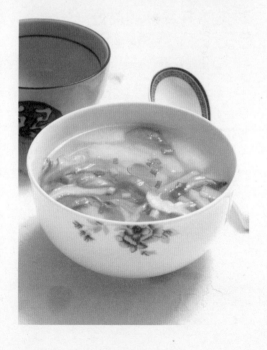

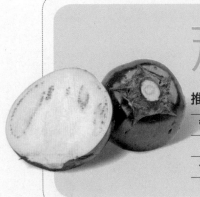

茄子 使血管壁保持弹性

推荐用量 每天宜摄入 100 克左右

营养成分	热量	胆固醇	脂肪	蛋白质
含量	88 千焦	—	0.2 克	1.1 克
含量比较	低★☆☆	—	低★☆☆	低★☆☆

降脂原理
使血管壁保持弹性和生理功能

降脂营养素：芸香苷
茄子所含的芸香苷成分有降血脂的作用，还可使血管壁保持弹性和生理功能，能有效防治动脉粥样硬化、冠心病等疾病。

对预防并发症的益处
对毛细血管有保护作用

优势营养素：芸香苷
茄子尤其是紫茄子皮中含有丰富的芸香苷，对毛细血管有保护作用，能保持细胞和毛细血管壁的正常通透性，增强毛细血管的韧性和弹性，可预防高脂血症并发高血压、冠心病、动脉粥样硬化等疾病。

降脂这样吃
炒茄子时，用小火干炒一下茄子，等到茄子水分炒掉，茄肉变软，再用油烧制，防止茄子吸入过多油脂。

搭配宜忌

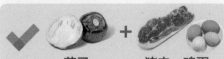

✔ 茄子 ＋ 猪肉、鸡蛋

茄子适合搭配猪肉和鸡蛋同食，不仅营养丰富，而且茄子中含有大量皂草苷，可以降低猪肉和鸡蛋中胆固醇的吸收率，有利于健康。

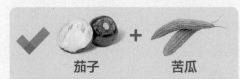

✔ 茄子 ＋ 苦瓜

二者搭配食用，是心脑血管病患者的理想菜品。

食用禁忌
脾胃虚寒、便溏者不宜多食。

降脂小厨房

香菇茄条

材料 鲜香菇 40 克，茄子 100 克，腐竹 50 克。

调料 蒜蓉、盐、鸡精各适量，花椒油 4 克。

做法

1. 茄子去蒂，剥去外皮，切成小指粗的条，用清水泡洗，放入蒸盘中，上屉蒸至软烂，取出；香菇去柄，洗净，切粗条，用沸水汆透，捞出，攥干水分；腐竹切段。

2. 将茄条、腐竹段和香菇条放在小盆内，加入盐、鸡精拌匀后，放上蒜蓉，立即浇入烧热的花椒油，加盖闷约 5 分钟至入味即可。

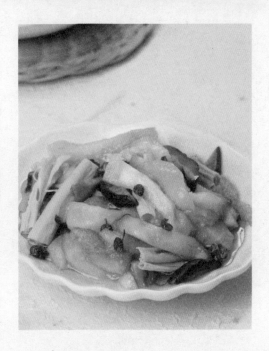

番茄茄丁

材料 茄子 300 克，番茄 100 克。

调料 植物油 15 克，盐、鸡精、醋、蒜末各 3 克。

做法

1. 将茄子洗净后切丁；番茄洗净后切成小块备用。

2. 炒锅中放油，油热后放入蒜末爆香，再加入茄子煸炒，改小火加盖焖 3 分钟。

3. 待茄子变软时，放入适量盐、醋，并倒入番茄丁，翻炒至将熟时，放入适量鸡精调味即可。

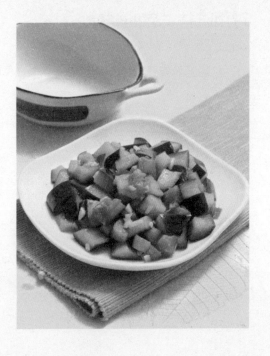

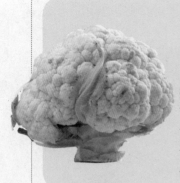

菜花 清除血管沉积的胆固醇

推荐用量 每天宜摄入 80 克左右

营养成分	热量	胆固醇	脂肪	蛋白质
含量	100 千焦	—	0.2 克	2.1 克
含量比较	低★☆☆	—	低★☆☆	低★☆☆

降脂原理

清除血管上沉积的胆固醇

降脂营养素：类黄酮

菜花中含有的类黄酮可以清除血管上沉积的胆固醇，防止血小板凝集，能有效降低血液中胆固醇的含量。

对预防并发症的益处

降低冠心病的发病率和死亡率

优势营养素：类黄酮

菜花中的类黄酮具有抑制有害的低密度脂蛋白的产生，增强毛细血管韧性，调节内皮细胞，抑制血小板聚集等功能，防治动脉粥样硬化，降低血栓的形成，达到改善心脑血管疾病的作用，降低冠心病的发病率和死亡率。

搭配宜忌

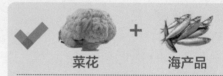

✔ 菜花 + 海产品

菜花中含少量的可致甲状腺肿的物质，而碘可以中和这些物质。碘可由碘盐和海藻、海鱼、海带等海产品提供，因此在食用菜花时可搭配一些海产品以补充碘。

食用禁忌

菜花含嘌呤物质，痛风患者或尿酸过高人士不宜大量进食。

降脂这样吃

在烹调菜花时，为了减少维生素 C 和抗癌化合物的损失，可先将其用沸水焯一下，断其生味，再急火快炒，调味后迅速出锅，以保持其有益成分和清香脆嫩的特点。

降脂小厨房

香菇炒菜花

材料　菜花250克，干香菇15克。

调料　花生油10克，盐、葱段、姜末各5克，水淀粉15克，鸡精少许。

做法

1. 菜花在盐水里浸泡几分钟后，冲洗干净，切成小块，放入沸水锅内焯水后捞出备用。

2. 香菇用温水泡发后，去蒂洗净，切片备用。

3. 将花生油放入炒锅内，烧热后，放入葱段、姜末煸出香味，再放入适量清水，加入盐、鸡精调味，大火烧开后，放入香菇、菜花，用小火煨入味后，用水淀粉勾芡即可。

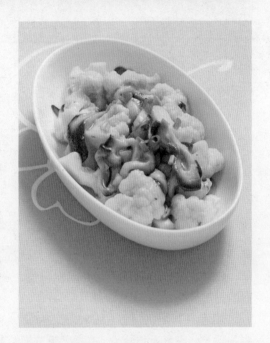

菜花胡萝卜土豆汤

材料　菜花150克，土豆、胡萝卜、番茄各80克，洋葱、青椒各30克。

调料　植物油10克，胡椒粉、姜丝、盐、鸡精各3克。

做法

1. 将菜花放入盐水里浸泡几分钟后，冲洗干净，切成小块；土豆和胡萝卜去皮，洗净切成丁；番茄洗净，切成块；洋葱去皮洗净，切丝；青椒洗净后切条备用。

2. 加适量清水于炒锅中，待水沸腾，放入菜花、洋葱、土豆丁、胡萝卜丁、番茄块及姜丝，大火煮熟后，加入适量胡椒粉及盐、鸡精调味即可。

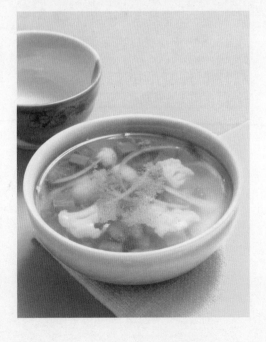

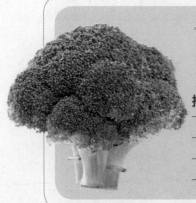

西蓝花 抗癌降脂

推荐用量 每天宜摄入 200 克左右

营养成分	热量	胆固醇	脂肪	蛋白质
含量	137.9 千焦	—	0.6 克	4.1 克
含量比较	低★☆☆	—	低★☆☆	低★☆☆

降脂原理

降低血液胆固醇含量

降脂营养素：植物固醇、膳食纤维、黄酮类化合物

西蓝花中含有的植物固醇能够在肠道中与胆固醇竞争吸收途径，有效降低血液中胆固醇水平。膳食纤维可以刺激肠胃的蠕动，帮助人体进行排毒，有利于脂肪的排泄。黄酮类化合物能帮助清理血管。

对预防并发症的益处

减少高脂血症并发心脏病

优势营养素：类黄酮

西蓝花中含有的类黄酮可以阻止胆固醇氧化，防止血小板凝结成块，减少高脂血症并发心脏病和脑卒中的风险。

降脂这样吃

西蓝花中含少量的可致甲状腺肿的物质，而碘可以中和这些物质。碘可由碘盐和海藻、海鱼、海带等海产品提供，因此搭配一些海产品可以补充碘。

搭配宜忌

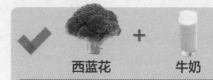

✓ 西蓝花 ＋ 牛奶

西蓝花富含叶酸，与牛奶同食，能更好地吸收牛奶中的维生素 B_{12}。

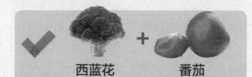

✓ 西蓝花 ＋ 番茄

有显著的防癌效果，还能增加抗病能力。

食用禁忌

西蓝花烧煮和加盐的时间不宜过长，才不致丧失和破坏防癌抗癌的营养成分。

降脂小厨房

番茄炒西蓝花

材料 西蓝花 150 克，番茄 50 克。

调料 花椒 1 克，盐 3 克，植物油 5 克，鸡精少许。

做法

1. 西蓝花去柄，掰成小朵，洗净，放入沸水中烫一下，立即捞出，过凉，沥干；番茄洗净，切块备用。

2. 炒锅置火上，倒油烧热，放入西蓝花快速翻炒，再放入番茄块，放盐、鸡精稍炒即可。

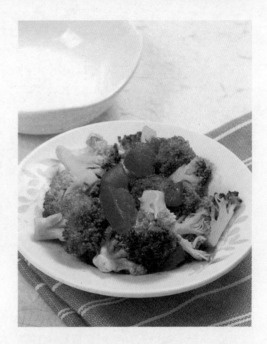

西蓝花芝麻汁

材料 西蓝花 150 克，熟黑芝麻 30 克。

调料 蜂蜜适量。

做法

1. 西蓝花洗净，掰成小朵，焯水后过凉。

2. 将西蓝花、熟黑芝麻和适量饮用水一起加入果汁机中搅打，打好后调入蜂蜜即可。

`大厨支招` 西蓝花焯水后榨成汁食用，除了最大限度保存降脂成分外，还能杀掉隐藏的病菌或寄生虫。

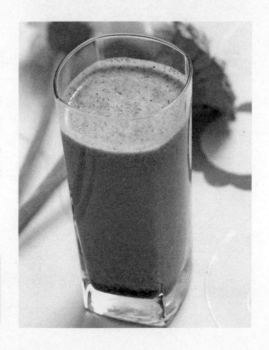

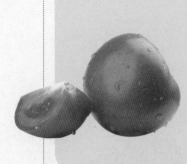

番茄 预防动脉粥样硬化

推荐用量 每天宜摄入 100~150 克

营养成分	热量	胆固醇	脂肪	蛋白质
含量	79 千焦	—	0.1 克	0.6 克
含量比较	低★☆☆	—	低★☆☆	低★☆☆

降脂原理

预防动脉粥样硬化及冠心病

降脂营养素：β-胡萝卜素、维生素C

番茄中含有丰富的 β-胡萝卜素及维生素C，可降低机体血清及肝脏中的胆固醇含量，有效预防动脉粥样硬化及冠心病。

对预防并发症的益处

有助于胃肠疾病的消除

优势营养素：苹果酸、柠檬酸

番茄所含的苹果酸、柠檬酸等有机酸，可促使胃液分泌，增加胃酸浓度，调整胃肠功能，有助于胃肠疾病的消除。对治疗高脂血症并发肠胃病有一定疗效。

降脂这样吃

番茄红素遇光、热和氧气容易分解，因此，烹调时应避免长时间加热。

搭配宜忌

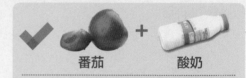

番茄 ＋ 酸奶

把番茄和酸奶搭配在一起榨出的番茄酸奶汁可促进人体对铁元素的吸收，有效补血。

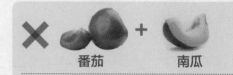

番茄 ＋ 南瓜

南瓜含维生素C分解酶，不宜与富含维生素C的蔬菜、水果同用。

食用禁忌

番茄含维生素K较多，维生素K主要催化肝中凝血酶原以及凝血质的合成，因此，服用肝素、双香豆素等抗凝血药物时不宜食用番茄。

降脂小厨房

番茄丝瓜

材料　丝瓜 250 克，番茄 100 克。

调料　葱花、盐、鸡精各适量，植物油
4 克。

做法

1. 丝瓜去皮和蒂，洗净，切滚刀块；番
   茄洗净，去蒂，切块。
2. 炒锅置火上，倒入适量植物油，待油
   烧至七成热，加葱花炒出香味。
3. 放入丝瓜块和番茄块炒熟，用盐和鸡
   精调味即可。

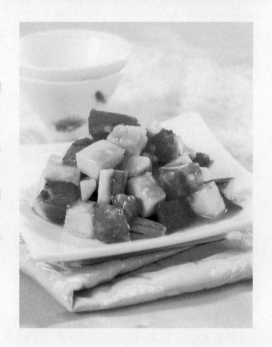

番茄炒草菇

材料　草菇 300 克，番茄 200 克。

调料　葱花 5 克，植物油 15 克，盐 4 克，
香油、鸡精各 2 克。

做法

1. 草菇洗净，切片，焯水，沥干水分；
   番茄洗净，去皮，去蒂，切块。
2. 锅内倒油烧热，放入葱花炝锅，下入
   草菇翻炒片刻，放入番茄块。待番茄
   汁收浓，加盐、鸡精炒匀，淋上香油
   即可。

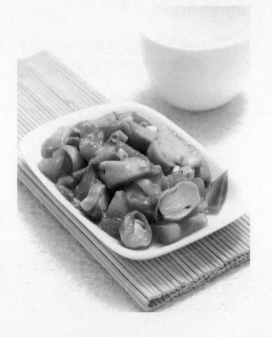

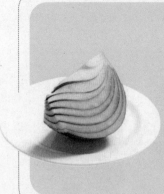

洋葱
降低胆固醇和三酰甘油

推荐用量 每天宜摄入 50 克左右

营养成分	热量	胆固醇	脂肪	蛋白质
含量	163 千焦	—	0.2 克	1.1 克
含量比较	低★☆☆	—	低★☆☆	低★☆☆

降脂原理

降低血清胆固醇和三酰甘油含量

降脂营养素：二烯丙基二硫化物、蒜氨酸酶

洋葱中所含有的二烯丙基二硫化物及蒜氨酸酶，可降低血清胆固醇和三酰甘油含量，从而有效降血脂，有防止血管硬化的作用。

对预防并发症的益处

预防血栓形成

优势营养素：前列腺素 A

洋葱可用于缓解消化不良、食欲缺乏、食积内停等症；洋葱含有的前列腺素A，能扩张血管、降低血液黏度，因而可降血压，预防血栓形成。因此常吃洋葱可预防高脂血症并发高血压。

降脂这样吃

洋葱烹饪时间不宜过长，以有些微辣味为佳。

搭配宜忌

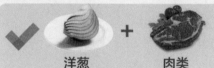

✔ 洋葱 ＋ 肉类

洋葱适宜和肉类搭配食用，不仅能去除肉类的腥味，还能提高人体对肉类中维生素 B_1 的吸收利用率。

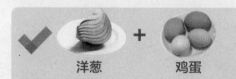

✔ 洋葱 ＋ 鸡蛋

洋葱富含维生素 C，但易被氧化；鸡蛋中的维生素 E 可以有效防止维生素 C 的氧化。

食用禁忌

洋葱属于辛味刺激物，所以皮肤瘙痒性疾病、眼疾及胃病患者不要吃太多。

降脂小厨房

凉拌洋葱

材料 洋葱 300 克，青辣椒、红辣椒各 70 克。

调料 酱油、醋、盐各适量，香油 3 克。

做法

1. 将洋葱剥去老皮，洗净，切成粗丝。
2. 青、红辣椒洗净，切成丝，和洋葱丝共装盘内，然后拌上盐、酱油、醋，最后淋香油拌匀即可。

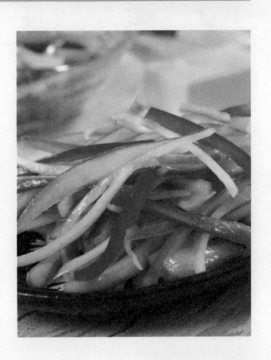

大厨支招 洋葱在水里浸泡一下，可以防止人在切洋葱的时候流眼泪。

洋葱番茄汤

材料 番茄 50 克，洋葱 100 克。

调料 姜片、盐、香油各 3 克。

做法

1. 将番茄、洋葱分别洗净，切成小块备用。
2. 在煮锅中加入适量清水，放入姜片，大火煮沸后，放入番茄和洋葱块，继续煮沸后改小火煮 15 分钟。
3. 往煮锅中加入适量盐和香油调味即可关火。

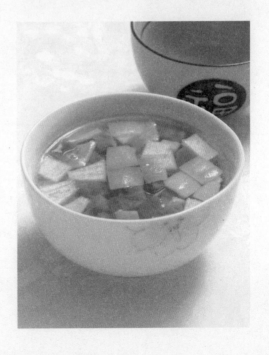

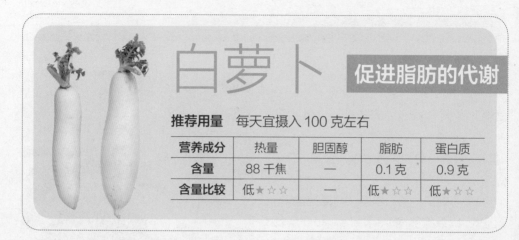

白萝卜 促进脂肪的代谢

推荐用量 每天宜摄入 100 克左右

营养成分	热量	胆固醇	脂肪	蛋白质
含量	88 千焦	—	0.1 克	0.9 克
含量比较	低★☆☆	—	低★☆☆	低★☆☆

降脂原理

促进脂肪的代谢

降脂营养素：淀粉酶、氧化酶

白萝卜中的淀粉酶、氧化酶可以分解食物中的脂肪和淀粉，促进脂肪的代谢，能降低血胆固醇，防治冠心病。

对预防并发症的益处

对血管的损伤有防护作用

优势营养素：维生素 C

白萝卜中含有丰富的维生素 C，具有扩张血管的作用，从而有助于降低血压。其所含的钾对血管的损伤有防护作用，有助于减少降压药的用量。

降脂这样吃

白萝卜从中段到尾段，有较多的淀粉酶和芥子油一类的物质，有些辛辣味，削皮生吃是心脑血管疾病患者用来代替水果的上选。

搭配宜忌

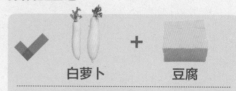

白萝卜 ＋ 豆腐

豆腐属于植物蛋白，多吃易消化不良。白萝卜易于人体消化吸收，若与豆腐同食，可帮助人体吸收豆腐的营养。

食用禁忌

白萝卜为寒凉蔬菜，阴盛偏寒体质者、脾胃虚寒者不宜多食，胃及十二指肠溃疡、慢性胃炎、先兆流产、子宫脱垂等患者忌食。

服用人参、西洋参、地黄和首乌时不要同时吃白萝卜。但在服用人参、西洋参后出现腹胀时，则可以吃白萝卜以消除腹胀。

降脂小厨房

炝白萝卜条

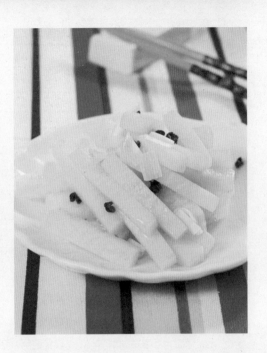

材料　白萝卜250克。

调料　葱花、花椒粒、盐、鸡精各适量，
植物油5克。

做法

1. 白萝卜去根须，洗净，切条，装盘，
放入盐和鸡精调味。

2. 炒锅置火上，倒入植物油，待油烧至
七成热，放入葱花和花椒粒炒香，关
火，淋在白萝卜条上拌匀即可。

大厨支招　白萝卜忌与橘子、柿子
同食。

拌萝卜丝

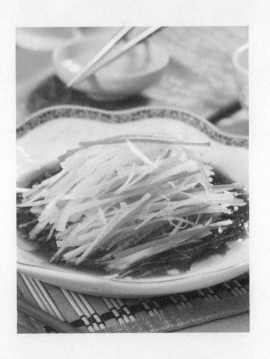

材料　白萝卜250克。

调料　葱丝、姜丝、辣椒粉、酱油、盐、
醋、鸡精各适量，香油3克。

做法

1. 白萝卜洗净，放入淡盐水中浸泡一会
儿，捞出漂去盐分，切丝。

2. 将萝卜丝放入盘中，加入葱丝、姜丝，
调入辣椒粉、酱油、盐、醋、香油、
鸡精拌匀即可。

大厨支招　拌萝卜丝，要选用汁多、
辣味少的白萝卜。

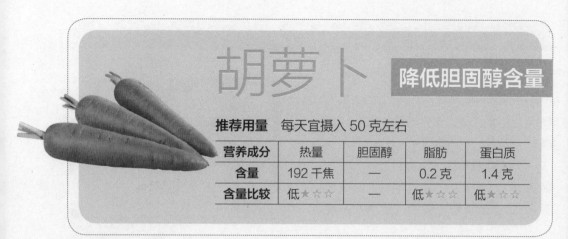

胡萝卜　降低胆固醇含量

推荐用量　每天宜摄入 50 克左右

营养成分	热量	胆固醇	脂肪	蛋白质
含量	192 千焦	—	0.2 克	1.4 克
含量比较	低★☆☆	—	低★☆☆	低★☆☆

降脂原理

降低胆固醇含量，降低血脂

降脂营养素：山奈酚、槲皮素、果胶酸钙

胡萝卜中的山奈酚、槲皮素能够帮助降低血脂，促进肾上腺素合成，防治高脂血症；胡萝卜中的果胶酸钙可以与身体内的胆酸结合，从而降低胆固醇含量。

对预防并发症的益处

预防动脉粥样硬化

优势营养素：氨基酸

胡萝卜中含有人体 5 种必需氨基酸，十几种酶以及钙、磷、铁、锰等矿物质，这些成分可以预防动脉粥样硬化。

降脂这样吃

胡萝卜和小米中都含有胡萝卜素，且小米富含维生素 E，二者同食可以明目润肤，抗衰养颜。

搭配宜忌

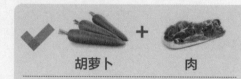

✔　胡萝卜　+　肉

胡萝卜中的胡萝卜素是脂溶性的，和肉同食可以促使胡萝卜素吸收，同时胡萝卜可以降低肉类的胆固醇。

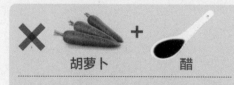

✕　胡萝卜　+　醋

醋中的酸性物质会破坏胡萝卜中的类胡萝卜素，进而造成营养价值的流失。

食用禁忌

胡萝卜不宜一次吃得太多，过量摄入胡萝卜会使皮肤变成橙黄色。

降脂小厨房

牛肉胡萝卜汤

材料 牛瘦肉 100 克，胡萝卜 200 克。

调料 料酒、大料、生姜片、盐、花椒、味精各适量。

做法

1. 将牛瘦肉洗净，切成片；将胡萝卜洗净，切成斜片。

2. 牛瘦肉用沸水略煮一下，撇去浮沫加入花椒、大料、生姜片、料酒改用小火煨，至七成熟时，放入胡萝卜片，加入盐适量，待胡萝卜片煮熟加味精调味即可。

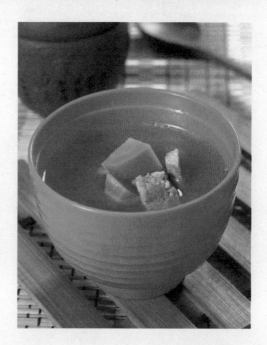

胡萝卜炒木耳

材料 胡萝卜 250 克，水发木耳 50 克。

调料 葱花、盐、鸡精、植物油各适量。

做法

1. 胡萝卜洗净，切丝；水发木耳择洗干净，撕成小朵。

2. 炒锅置火上，倒入适量植物油，待油烧至七成热，加葱花炒出香味，放入胡萝卜丝翻炒均匀。

3. 加木耳和适量清水烧至胡萝卜丝熟透，用盐和鸡精调味即可。

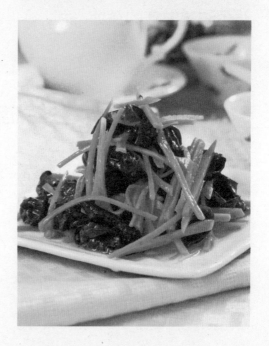

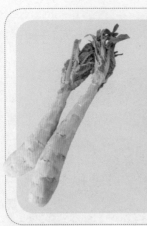

莴笋 减少胆固醇的吸收

推荐用量 每天宜摄入 100~150 克

营养成分	热量	胆固醇	脂肪	蛋白质
含量	59 千焦	—	0.1 克	1.0 克
含量比较	低★☆☆	—	低★☆☆	低★☆☆

降脂原理

减少人体对胆固醇的吸收

降脂营养素：膳食纤维

莴笋膳食纤维含量高，其在肠内可以减少人体对胆固醇的吸收，增加肠蠕动，促进消化吸收，从而有效降低血脂。

对预防并发症的益处

可改善糖的代谢功能

优势营养素：钾、烟酸

莴笋含钾丰富而钠含量低，有利于促进排尿，减少对心房的压力，对高血压和心脏病患者有很大的裨益。此外，莴笋中含有的烟酸是胰岛素的激活剂，能有效地调节血糖。糖尿病患者如果能经常食用莴笋，可改善糖的代谢功能。

降脂这样吃

莴笋叶的胡萝卜素含量远远高于莴笋茎，因此最好不要把新鲜莴笋叶丢弃。

搭配宜忌

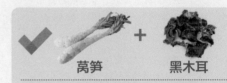

莴笋 + 黑木耳

莴笋中维生素 C 的含量较高，可促进人体对黑木耳中所含铁元素的吸收，二者搭配，有降脂补血作用。

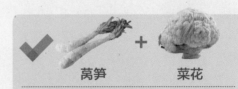

莴笋 + 菜花

莴笋中的含碘量高，对人体的基础代谢和体格发育很有利，菜花含有丰富的维生素 C，可有效清除血管杂质。

食用禁忌

莴笋中的某种物质对视神经有刺激作用，多食莴笋可使人视物不清，所以视力弱者特别是有眼疾，如夜盲症的人应少食莴笋。

降脂小厨房

木耳炒莴笋

材料　水发木耳100克，莴笋150克，红甜椒1个。

调料　葱花、盐各3克，香油2克，植物油3克。

做法

1. 水发木耳洗净，切片；莴笋去叶，去皮，洗净，切斜片；红甜椒去蒂、子，洗净，切斜片；三种原料均用沸水焯烫。

2. 锅内倒油烧热，放入葱花、莴笋片、红甜椒片、水发木耳片翻炒，加入盐炒至熟，淋上香油即可。

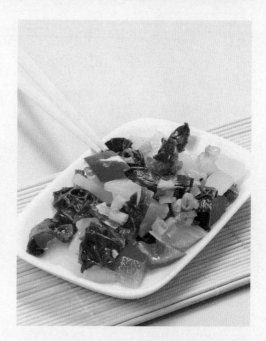

鲜蘑炒莴笋

材料　莴笋200克，鲜蘑50克。

调料　葱花5克，盐、鸡精各3克，植物油10克。

做法

1. 莴笋去老皮和叶子，洗净，切片，沸水焯熟；鲜蘑择洗干净，撕成小瓣，放入沸水中焯烫，捞出。

2. 炒锅置火上烧热，倒入植物油，炒香葱花，放入莴笋翻炒均匀，淋入少许清水烧至熟透，下入焯好的鲜蘑，加盐和鸡精调味即可。

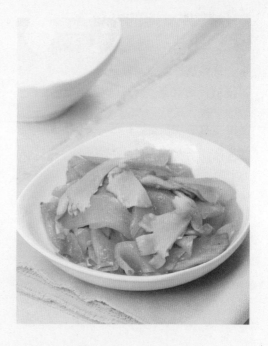

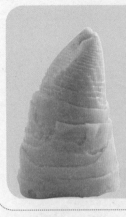

竹笋 促进消化吸收

推荐用量 每天宜摄入 50 克左右

营养成分	热量	胆固醇	脂肪	蛋白质
含量	79 千焦	—	0.2 克	2.5 克
含量比较	低★☆☆	—	低★☆☆	低★☆☆

降脂原理
促进消化吸收，有效降低血脂

降脂营养素：膳食纤维

竹笋膳食纤维含量高，其在肠内可以减少人体对胆固醇的吸收，增加肠蠕动，促进消化吸收，从而有效降低血脂。

对预防并发症的益处
促进肠道蠕动，帮助消化

优势营养素：膳食纤维

竹笋具有低糖、低脂的特点，富含膳食纤维，可促进肠道蠕动，帮助消化，降低体内多余脂肪，对治疗高脂血症并发高血压、高血糖症有一定的作用。

降脂这样吃

竹笋食用前要先用开水焯过，以去除竹笋中的草酸，否则会影响钙的吸收。

搭配宜忌

 +

竹笋　　　　鸡肉

鸡肉的脂肪含量较少，且富含膳食纤维、维生素和蛋白质，而竹笋有健脾养胃、清热利水等功效，二者同食可暖胃益气。

 +

竹笋　　　　豆腐

二者同食，会破坏它们的营养成分，还可能产生结石。

食用禁忌

患有胃溃疡、胃出血、肾炎、肝硬化、肠炎、尿路结石、低钙、骨质疏松、佝偻病的患者不宜多吃竹笋。

降脂小厨房

干烧春笋

材料　春笋200克，胡萝卜100克，鲜香菇40克，青豆30克。

调料　豆瓣酱、植物油、姜末、葱末、盐、白糖、水淀粉、料酒各适量。

做法

1. 将春笋洗净，去皮，切片备用；再将香菇、胡萝卜分别洗净后切丁备用。

2. 将春笋片、香菇丁、胡萝卜丁、青豆分别放入沸水中焯熟。

3. 在炒锅中放入植物油，油热后把豆瓣酱放入锅中翻炒。将春笋片、胡萝卜丁、香菇丁、青豆放在红油中翻炒。放入适量盐、白糖、葱末、姜末，加入适量料酒调味，起锅前用水淀粉勾芡即可。

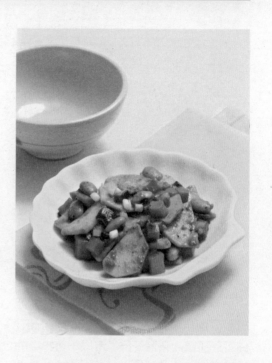

春笋粥

材料　大米、糯米各50克，春笋30克，香菇、海米各适量。

调料　葱末、盐各适量。

做法

1. 大米洗净，浸泡30分钟；糯米洗净，浸泡2小时；春笋焯烫洗净，香菇洗净，均切丝；海米用水泡软，待用。

2. 锅置火上，倒入适量清水煮沸，放入大米、糯米大火煮沸，转小火再煮40分钟，放入春笋、鲜菇、海米再煮5分钟，加入葱末、盐调味即可。

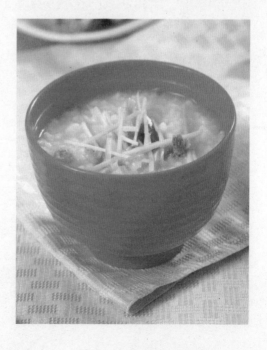

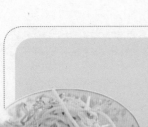

绿豆芽

促进胆固醇排泄

推荐用量 每天宜摄入 50~100 克

营养成分	热量	胆固醇	脂肪	蛋白质
含量	75 千焦	—	0.1 克	2.1 克
含量比较	低★☆☆	—	低★☆☆	低★☆☆

降脂原理

促进胆固醇排泄

降脂营养素：维生素 C、膳食纤维

绿豆芽含有大量的维生素 C，可促进胆固醇排泄，防止其在动脉内壁沉积；绿豆芽还富含膳食纤维，可以与食物中的胆固醇相结合，并将其转化为胆酸从体内排出，从而降低胆固醇。

对预防并发症的益处

控制餐后血糖上升

优势营养素：膳食纤维

绿豆芽热量低，含有大量的膳食纤维，食用后能够帮助糖尿病患者控制餐后血糖上升。另外，绿豆芽中维生素 C 的含量丰富，不但能降低血糖，还能降低胆固醇。

降脂这样吃

绿豆芽性寒，凉拌或清炒时加上姜丝，不仅能中和它的寒性，还能让味道更香。

搭配宜忌

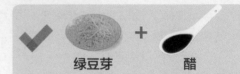

绿豆芽 + 醋

烹制绿豆芽时加一点醋，既能防止 B 族维生素流失，还可以加强绿豆芽的减肥作用。

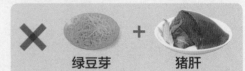

绿豆芽 + 猪肝

绿豆芽富含维生素 C，猪肝中富含铜，铜会加速维生素 C 氧化，使其失去营养价值。

食用禁忌

绿豆芽纤维较粗，不易消化，且性质偏寒，所以脾胃虚寒之人不宜久食。

降脂小厨房

醋熘绿豆芽

材料　绿豆芽 300 克。

调料　植物油 10 克，醋、白糖、葱丝、
　　　　姜丝、盐各 5 克，水淀粉 15 克，
　　　　花椒 2 克。

做法

1. 将绿豆芽掐去两头洗净后，用沸水快速
   焯一下，捞出后过凉，沥干水分备用。

2. 炒锅上火，放入适量植物油烧热后，
   放入花椒炝锅炸焦；去掉花椒，再放
   入葱丝、姜丝爆香。

3. 放入沥干的绿豆芽，大火快速翻炒，
   加入适量盐、白糖、醋调味，再颠炒
   几下，用水淀粉勾芡即可。

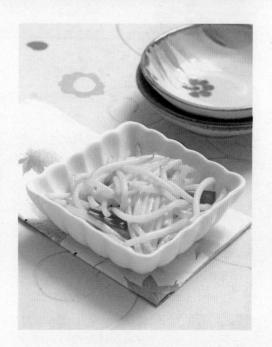

凉拌绿豆芽

材料　新鲜海蜇皮 200 克，绿豆芽、胡
　　　　萝卜各 100 克，香菜 30 克。

调料　葱花、生抽、醋、香油各 5 克。

做法

1. 将新鲜海蜇皮洗净切长丝，捞出；绿
   豆芽去头尾洗净；胡萝卜去皮洗净后，
   切丝；香菜洗净后切碎备用。

2. 在煮锅中放入适量清水，大火烧开后
   分别放入海蜇皮、绿豆芽、胡萝卜丝
   焯水，过凉，沥干备用。

3. 将海蜇皮、绿豆芽、胡萝卜丝及香菜
   末放入盘中，加入葱花、生抽、醋、
   香油调味，拌匀即可。

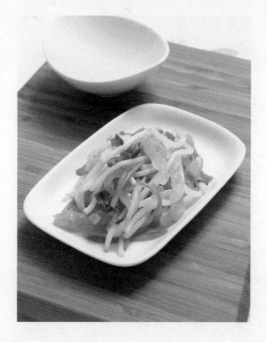

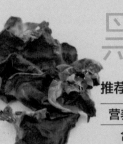

黑木耳

预防血栓形成

推荐用量 每天宜摄入 50~70 克（水发）

营养成分	热量	胆固醇	脂肪	蛋白质
含量	858 千焦	—	1.5 克	12.1 克
含量比较	中★★☆	—	低★☆☆	中★★☆

降脂原理

预防血栓形成

降脂营养素：膳食纤维、多糖

黑木耳含有大量的膳食纤维，可以刺激肠蠕动，帮助排便，加速胆固醇从体内排出；黑木耳还含有多种多糖，可抑制凝血酶活动，预防血栓形成，避免胆固醇附着在血管壁上。

对预防并发症的益处

防止高脂血症并发肥胖症的发生

优势营养素：膳食纤维

黑木耳所含的丰富膳食纤维能加速脂肪的排泄，从而防止高脂血症并发肥胖症的发生。

降脂这样吃

黑木耳中的黑木耳多糖容易受温度的影响，温度稍高就会遭到破坏，因此最佳的吃法就是凉拌。

搭配宜忌

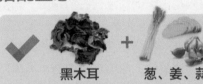

✓ 黑木耳 + 葱、姜、蒜

黑木耳和葱、姜、蒜搭配食用，能增强降胆固醇的功效，对防治心脑血管疾病有很好的作用。

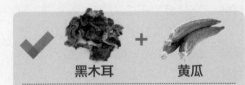

✓ 黑木耳 + 黄瓜

黄瓜能抑制体内糖分转化为脂肪，从而达到减肥的功效；黑木耳中的植物胶质，可以促进排出残留在消化系统中的杂质。

食用禁忌

黑木耳滋润，易滑肠，患有慢性腹泻的患者应慎食，否则会加重腹泻症状。

降脂小厨房

木耳拌黄瓜

材料　水发黑木耳、黄瓜各 100 克。

调料　醋 10 克，白糖 3 克，盐、辣椒油
　　　各 5 克，鸡精少许。

做法

1. 水发黑木耳择洗干净，入沸水中焯透，
捞出，沥干水分，晾凉，切丝；黄瓜
洗净，去蒂，切丝。

2. 取小碗，放入醋、白糖、盐、鸡精和
辣椒油搅拌均匀，制成调味汁。

3. 取盘，放入黄瓜丝和黑木耳丝，淋入
调味汁拌匀即可。

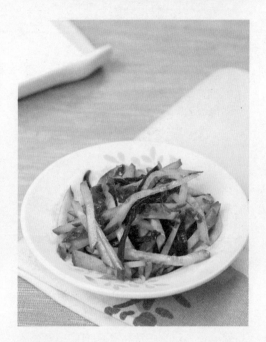

双菇木耳汤

材料　水发香菇、水发猴头菇各 100 克，
　　　水发黑木耳、熟火腿各 25 克。

调料　香菜碎、盐各 5 克，鸡精、香油
　　　各少许。

做法

1. 水发香菇、水发猴头菇和水发黑木耳
择洗干净，切丁；熟火腿切丁。

2. 汤锅置火上，加香菇丁、猴头菇丁、
黑木耳丁和适量水中火烧沸，撇去浮
沫，转小火煮 5 分钟，用盐、鸡精和
香油调味，撒上火腿丁和香菜碎即可。

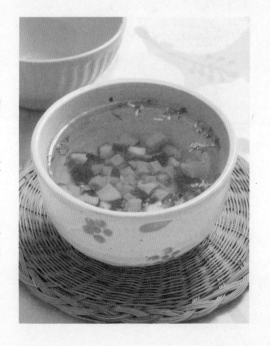

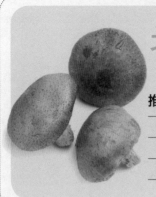

香菇 对胆固醇具有溶解作用

推荐用量 每天宜摄入 50 克左右

营养成分	热量	胆固醇	脂肪	蛋白质
含量	79 千焦	—	0.3 克	2.2 克
含量比较	低 ★ ☆ ☆	—	低 ★ ☆ ☆	低 ★ ☆ ☆

降脂原理

对胆固醇具有溶解作用

降脂营养素：核酸类物质、香菇素

香菇含有核酸类物质和香菇素，对胆固醇具有溶解作用，可以抑制人体血胆固醇上升，对心脏病和高脂血症患者有降脂作用。

对预防并发症的益处

促进肝糖原合成

优势营养素：香菇多糖

香菇中的香菇多糖能够调节糖代谢，改善糖耐量，促进肝糖原合成，减少肝糖原分解，从而降低血糖，减轻高脂血症并发糖尿病症状。

降脂这样吃

香菇味道鲜美，香气沁人，营养丰富，适合采用炒、烧、炖、烩、煲汤等烹调方法。

搭配宜忌

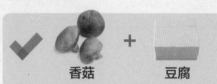

香菇 + 豆腐

香菇适宜搭配豆腐食用。香菇中的香菇嘌呤能降低血胆固醇，豆腐的植物蛋白能降血脂。

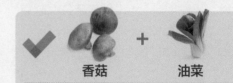

香菇 + 油菜

油菜富含膳食纤维和维生素，但缺乏蛋白质；而香菇含蛋白质且矿物质含量丰富。二者搭配食用，营养丰富。

食用禁忌

香菇与含有类胡萝卜素的番茄同食，会破坏番茄所含的类胡萝卜素，使营养价值降低。

降脂小厨房

香菇烧鹌鹑蛋

材料 水发香菇 250 克，鹌鹑蛋 10 个。

调料 酱油 5 克，料酒 10 克，香油 5
克，盐 3 克，姜粉、鸡精各少许。

做法

1. 香菇洗净，去蒂，切成四瓣，入沸水
中焯熟；鹌鹑蛋煮熟，取出过凉，剥
去皮。

2. 锅置火上，倒入水、鹌鹑蛋、酱油、
料酒、姜粉、鸡精、盐和香菇片烧沸，
改小火烧入味，中火收汁，淋上香油
拌匀即可。

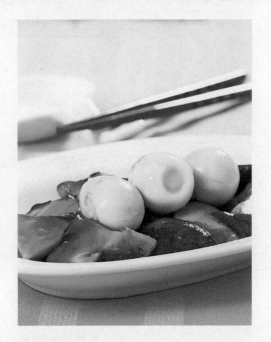

香菇茄条

材料 香菇 40 克，茄子 300 克，腐竹
50 克。

调料 花椒油、蒜蓉各 10 克，盐、鸡
精、香油各 3 克。

做法

1. 茄子去蒂，刨去外皮，切成小指粗的
条，用清水泡洗，放入蒸盘中，上屉蒸
至软烂；香菇用温水泡发，去蒂，切成
筷子粗的条，用沸水焯透，捞出，攥干
水分；腐竹用水泡软，切段，焯熟。

2. 将茄条、腐竹段和香菇条放在小盆内，
加入盐、鸡精拌匀后，放上蒜蓉，立
即浇入烧热的花椒油，加盖闷约 5 分
钟至入味，淋香油拌匀即可。

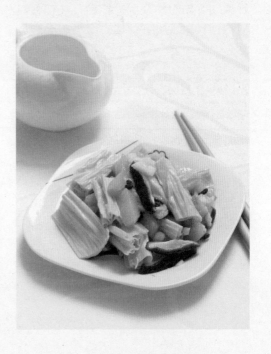

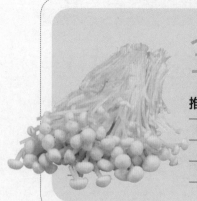

金针菇

溶解胆固醇

推荐用量 每天宜摄入 50 克左右

营养成分	热量	胆固醇	脂肪	蛋白质
含量	109 千焦	—	0.4 克	2.4 克
含量比较	低 ★ ☆ ☆	—	低 ★ ☆ ☆	低 ★ ☆ ☆

降脂原理

对胆固醇具有溶解作用

降脂营养素：锌、膳食纤维

金针菇含有较多的锌，可减少三酰甘油的含量，消除沉积的胆固醇，维持血管的弹性。金针菇还含有丰富的膳食纤维，可与胆酸及胆盐结合，加速将其从体内排出，降低血脂，减少胆固醇的吸收。

对预防并发症的益处

改变外周组织对胰岛素的敏感性

优势营养素：膳食纤维

金针菇的膳食纤维含量在常见食用菌中最高，能降低血糖，延缓饭后血糖上升的速度并改变外周组织对胰岛素的敏感性，可调理高脂血症并发糖尿病。

降脂这样吃

金针菇味道鲜美，最适合用来做凉拌菜和火锅配料。

搭配宜忌

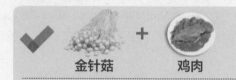

✔ 金针菇 + 鸡肉

金针菇和鸡肉同食可滋补养身，金针菇中的膳食纤维还可以阻止机体吸收胆固醇。

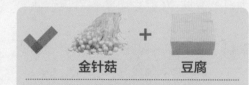

✔ 金针菇 + 豆腐

金针菇具有益智强体的作用，和豆腐同食，可抑制癌细胞的生成。

食用禁忌

金针菇生长在潮湿的环境中，表面容易滋生细菌，并且表面有草酸容易与人体中的钙离子结合形成草酸钙，造成钙的流失，所以食用前最好先焯水。

降脂小厨房

蒜蓉金针菇

材料　金针菇250克，青椒、红椒各25克。

调料　蒜蓉15克，盐4克，植物油10克。

做法

1. 金针菇洗净，去根，切段；青椒、红椒分别洗净，去蒂，去子，切丝；三者用沸水焯烫。
2. 炒锅置火上，倒植物油烧热，爆香蒜蓉，放金针菇翻炒，加入青椒丝、红椒丝、盐炒匀即可。

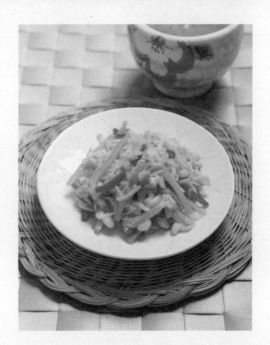

金针菇炒鸡蛋

材料　金针菇250克，鸡蛋1个。

调料　植物油10克，葱花、蒜末、酱油各8克，盐3克。

做法

1. 金针菇切去老根，洗净沥干水，然后对半切一下；鸡蛋打散，加盐搅拌均匀。
2. 锅置火上，倒油烧热，倒入蛋液，小火慢煎到蛋液底部凝固，翻身再煎15秒，弄碎蛋饼盛出备用。
3. 再起油锅，爆香葱花、蒜末，倒入金针菇翻炒几下，倒入炒好的鸡蛋，炒至金针菇变软后，加点酱油、盐炒匀即可。

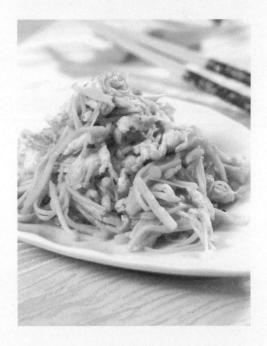

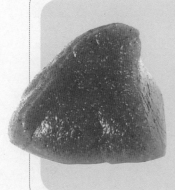

魔芋　延缓脂肪的吸收

推荐用量 每天宜摄入 80 克左右

营养成分	热量	胆固醇	脂肪	蛋白质
含量	155 千焦	—	0.1 克	4.6 克
含量比较	低★☆☆	—	低★☆☆	低★☆☆

降脂原理

增强饱腹感，延缓脂肪的吸收

降脂营养素：水溶性膳食纤维

魔芋的膳食纤维在肠胃中能吸收水分膨胀，增强饱腹感，形成胶态物质，延缓脂肪的吸收，从而使血脂含量逐渐下降。同时，膳食纤维还能促进胆固醇转化为胆酸，减少胆酸通过肝脏再循环，从而降低胆固醇浓度，抑止胆固醇浓度的上升。

对预防并发症的益处

对高脂血症并发糖尿病有防治作用

优势营养素：葡甘露聚糖

魔芋能开胃化食，又能清理肠道，因此可以用来防治多种消化系统疾病，对高脂血症并发肠胃病有效果；魔芋中含有的葡甘露聚糖可以降低血糖，对高脂血症并发糖尿病有防治作用。

降脂这样吃

魔芋最好用凉拌的方法烹饪，不仅能为人体提供丰富的膳食纤维，而且可以减少油脂的摄入。

搭配宜忌

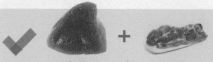

魔芋　＋　肉类

魔芋适宜和肉类搭配，利于保持人体的酸碱平衡。且二者同食可使原本没什么味道的魔芋吸收肉的鲜美，又使肉不过于油腻。

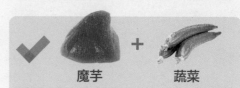

魔芋　＋　蔬菜

魔芋在加工过程中会流失矿物质和维生素，搭配富含矿物质和维生素的蔬菜一并食用，能提高营养价值。

食用禁忌

生魔芋有毒，必须煎煮 3 小时以上才可食用，且每次食量不宜过多。

降脂小厨房

凉拌魔芋丝

材料　魔芋丝150克，火腿、黄瓜各20克。

调料　香油、葱段、姜丝各5克，盐3
　　　　克，鸡精1克，白糖2克。

做法

1. 将魔芋丝洗净；黄瓜洗净切丝；火腿
切丝。

2. 魔芋丝放入滚水中汆烫捞起，沥干
备用。

3. 魔芋丝、火腿丝、黄瓜丝、葱段、姜
丝全部放入碗中，加盐、鸡精、白糖、
香油搅拌均匀即可。

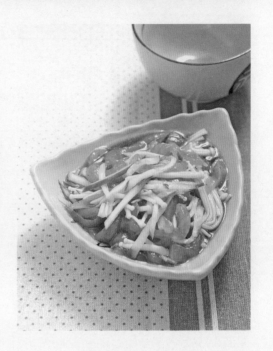

魔芋炖鸡腿

材料　魔芋300克，鸡腿150克。

调料　葱花、花椒粉、盐、酱油各适量，
　　　　植物油4克。

做法

1. 鸡腿洗净，切块；魔芋洗净，切块。

2. 炒锅倒入植物油烧至七成热，下葱花、
花椒粉、酱油炒出香味。

3. 放入鸡腿和魔芋块炒匀，加适量水炖
熟，用盐调味即可。

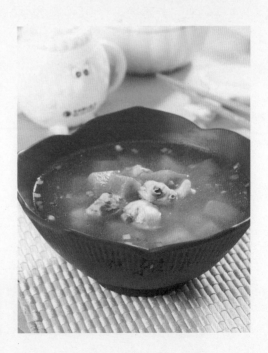

大厨支招　烹制魔芋前，用盐搓一搓，
能使烹出来的魔芋味道更好。

水果类

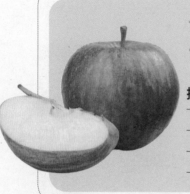

苹果 降低胆固醇浓度

推荐用量 每天宜摄入 1~2 个

营养成分	热量	胆固醇	脂肪	蛋白质
含量	218 千焦	—	0.2 克	0.2 克
含量比较	低 ★☆☆	—	低 ★☆☆	低 ★☆☆

降脂原理

降低胆固醇浓度，防止脂肪聚集

降脂营养素：膳食纤维、维生素 C 、果糖、镁

苹果含有丰富的膳食纤维，能降低血液中胆固醇的浓度，防止脂肪聚集。还能与其他可降胆固醇的物质，如维生素 C 、果糖、镁等结合成新的化合物，从而增强降血脂的功效。

对预防并发症的益处

有利于平衡体内电解质

优势营养素：钾

苹果中含有较多的钾，能与钠盐结合，有利于平衡体内电解质，可防治高血压，对于高脂血症并发高血压有一定的防治作用。

降脂这样吃

吃苹果时细嚼慢咽，不仅有利于消化，更重要的是有利于营养的吸收。

搭配宜忌

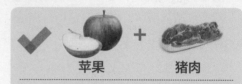

苹果 ✚ 猪肉

苹果与猪肉搭配既增加营养又可抑制胆固醇升高，而且苹果还可消除猪肉的独特异味。

苹果 ✚ 洋葱

二者同食可保护心脏，降低心脏病的发病率。

食用禁忌

吃完苹果后要漱口或刷牙。因为苹果中含有多种发酵糖类物质，对牙齿有较强的腐蚀性。

降脂小厨房

苹果炒鸡柳

材料　苹果、鸡胸肉各 100 克。

调料　姜丝、水淀粉、葱花、料酒、植物油、盐、鸡精各适量。

做法

1. 苹果洗净，去皮，除核，切条；鸡胸肉洗净，切丝，用料酒和水淀粉抓匀，腌渍 15 分钟。

2. 炒锅置火上，倒入适量植物油，待油烧至七成热，放葱花、姜丝炒香，放入鸡肉丝煸熟，倒入苹果条翻炒 1 分钟，用盐和鸡精调味即可。

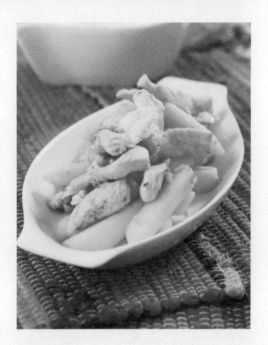

胡萝卜苹果汁

材料　苹果 1 个（约 100 克），胡萝卜、芹菜梗各 25 克。

做法

1. 胡萝卜洗净，切小丁；苹果洗净，去蒂除核，切小丁；芹菜梗洗净，切小丁。

2. 胡萝卜丁、苹果丁和芹菜丁分别放入榨汁机中榨汁。

3. 将三种食材所榨的汁混合后调匀即可。

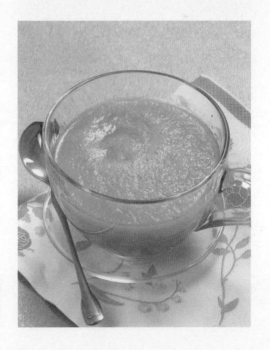

大厨支招　苹果制作成果汁之后，更容易被消化吸收，降脂效果也更好。

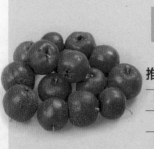

山楂 促进体内脂质的排泄

推荐用量 每天宜摄入 3~5 个

营养成分	热量	胆固醇	脂肪	蛋白质
含量	397 千焦	—	0.6 克	0.5 克
含量比较	低★☆☆	—	低★☆☆	低★☆☆

降脂原理

促进体内脂质的转化与排泄

降脂营养素：有机酸和维生素 C

山楂中有机酸和维生素 C 的含量较高，可以调节脂质代谢，增加或促进体内脂质的转化与排泄，能显著降低血清总胆固醇及三酰甘油。

对预防并发症的益处

显著地扩张血管及降压作用

优势营养素：山萜类、黄酮类

山楂中含有山萜类及黄酮类等成分，具有显著的扩张血管及降压作用。此外，山楂中含有丰富的钙，具有降低血脂、防止血栓形成、降低血压的功效。

降脂这样吃

在炖肉的时候放入山楂，不仅解油腻，还能使肉熟得快。又因其富含解脂酶，还有助于高脂血症患者体内胆固醇的转化。

搭配宜忌

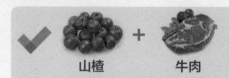

✓ 山楂 ＋ 牛肉

山楂和牛肉搭配，其富含的维生素 C 能够促进人体对牛肉中所富含的铁质的吸收。

食用禁忌

山楂不宜空腹食用，否则会对胃黏膜造成不良刺激，加重原有的胃痛。

处于换牙期的儿童吃完山楂后要及时漱口，以防山楂中的酸性物质伤害牙齿。孕妇不宜吃山楂，因为山楂能刺激子宫收缩，易诱发流产。

降脂小厨房

山楂炖牛肉

材料　山楂 100 克，牛瘦肉 250 克。

调料　葱花、花椒粉、盐、鸡精各适量，
植物油 5 克。

做法

1. 山楂洗净，去子和蒂；牛瘦肉洗净，
切块，放入开水中焯去血水。

2. 炒锅倒入植物油烧至七成热，下葱
花、花椒粉炒出香味，放入牛肉块翻
炒均匀。

3. 倒入开水和山楂，用小火炖熟，用盐
和鸡精调味即可。

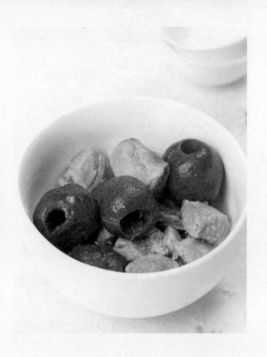

山楂烧豆腐

材料　鲜山楂 50 克，豆腐 200 克。

调料　葱花、姜末各 10 克，盐 2 克，植
物油 5 克。

做法

1. 山楂用清水浸泡 5 分钟，洗净，去蒂，
除子，切小块；豆腐洗净，切小块。

2. 锅置火上，倒油烧至七成热。炒香葱
花、姜末，放入豆腐块翻炒均匀。加
少量清水用大火烧开，转小火烧 5 分
钟。下入山楂略炒，加盐调味即可。

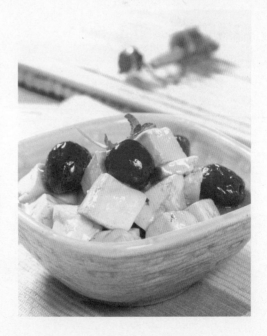

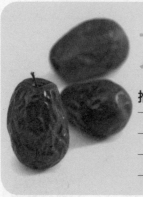

大枣

有效防治动脉硬化

推荐用量 每天宜摄入 3~5 个

营养成分	热量	胆固醇	脂肪	蛋白质
含量	510 千焦	—	3.3 克	8.1 克
含量比较	高★★★	—	中★★☆	高★★★

降脂原理

有效防治动脉粥样硬化、高血压

降脂营养素：芸香苷、黄酮类物质和皂类物质

大枣中含有大量芸香苷、黄酮类物质和皂类物质，可有效防治动脉粥样硬化、高血压等心脑血管疾病。

对预防并发症的益处

维持毛细血管通透性

优势营养素：芸香苷

大枣中的芸香苷含量为所有果蔬之冠，其具有维持毛细血管通透性、改善微循环等作用，从而可预防动脉粥样硬化，降低血压，可有效防治高脂血症并发高血压等疾病。

搭配宜忌

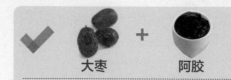

大枣　　　　阿胶

大枣配阿胶可养血、补气、止血，可治疗气血不足和出血疾病。

食用禁忌

糖尿病患者，女性月经期间有眼肿、脚肿、腹胀现象者忌食。

大枣一次不宜吃得过多，不然会出现胃酸过多、腹胀等不适。在服用退烧药的时候忌吃大枣。

降脂这样吃

大枣一般鲜吃最好，汁水充足，营养更利于人体吸收和利用。晒干后煮粥、熬汤都是很好的烹饪方法。

降脂小厨房

红豆花生大枣粥

材料　大米、红豆、花生仁各50克，大枣15克。

调料　红糖适量。

做法

1. 红豆、花生仁洗净，用冷水浸泡4小时；大枣洗净，剔去枣核。

2. 大米淘洗干净，用冷水浸泡30分钟，捞出，沥干水分。

3. 锅置火上，加入冷水，放入红豆、花生仁、大枣，大火煮沸后放入大米，再改用小火慢熬至粥成，以红糖调味即可。

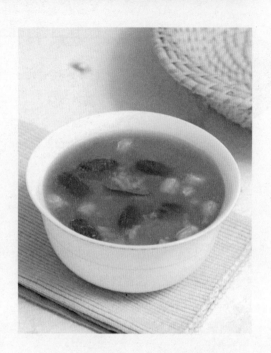

桂圆大枣粥

材料　糯米100克，桂圆肉20克，大枣15克。

调料　红糖10克。

做法

1. 糯米淘洗干净，浸泡4小时；桂圆肉去杂质，洗净；大枣洗净，去核。

2. 锅置火上，加适量清水烧开，放入糯米、桂圆肉、大枣，用大火煮沸，转小火熬煮成粥，加入红糖搅匀。

大厨支招　煮大枣时，一定要将大枣破开煮，这样有利于大枣中有效成分的溶出，可增强药效。

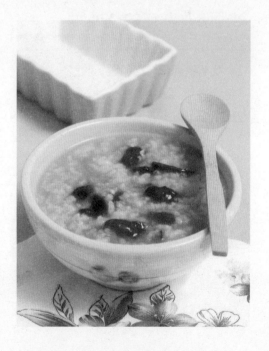

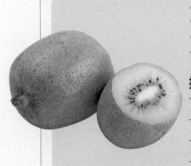

猕猴桃

降低胆固醇浓度

推荐用量 每天宜摄入 100 克左右

营养成分	热量	胆固醇	脂肪	蛋白质
含量	234 千焦	—	0.6 克	0.8 克
含量比较	低★☆☆	—	低★☆☆	低★☆☆

降脂原理

降低胆固醇浓度

降脂营养素：膳食纤维

猕猴桃中所含的膳食纤维中有 1 / 3 是果胶，可降低胆固醇浓度，预防心脑血管疾病。

对预防并发症的益处

阻止血栓的形成

优势营养素：精氨酸、肌醇

猕猴桃富含精氨酸，能有效地改善血液流动，阻止血栓的形成，可降低冠心病、高血压、心肌梗死、动脉硬化等心脑血管疾病的发病率。此外，其所含的天然糖醇类物质肌醇，能有效地调节糖代谢，防治高脂血症并发糖尿病、抑郁症。

降脂这样吃

猕猴桃去皮后直接食用最好，最大限度地保留了猕猴桃鲜果的营养和膳食纤维，非常适合高脂血症患者。

搭配宜忌

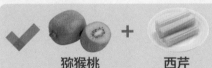

✔ 猕猴桃 + 西芹

西芹中膳食纤维的含量十分丰富，猕猴桃中维生素 C 的含量很高。二者搭配食用，可加速肠道蠕动。

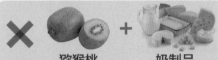

✘ 猕猴桃 + 奶制品

猕猴桃中的维生素 C 易与奶制品中的蛋白质凝结成块，影响消化吸收，使人出现腹痛、腹泻等症状。

食用禁忌

患有脾虚便溏、风寒感冒、慢性胃炎、痛经、闭经等疾病者不宜食用猕猴桃。

降脂小厨房

猕猴桃香蕉汁

材料　猕猴桃2个，香蕉1根。
做法
1. 将猕猴桃和香蕉去皮，切成块。
2. 把猕猴桃和香蕉放入榨汁机中，加入凉开水搅打，倒出即可。

大厨支招　食用猕猴桃后不要马上喝牛奶或食用乳制品。

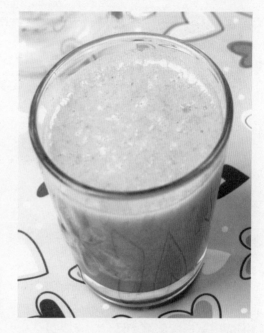

猕猴桃杏汁

材料　猕猴桃200克，杏50克。
做法
1. 猕猴桃洗净，去皮，切小丁；杏洗净，去核，切小丁。
2. 猕猴桃丁和杏肉丁一同放入榨汁机中榨汁，倒入杯中饮用即可。

大厨支招　杏宜选购个大、颜色金黄、不硬不软的为佳。

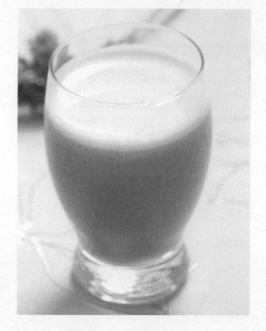

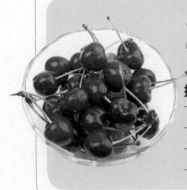

樱桃

较好地改善血脂水平

推荐用量 每天宜摄入 50 克左右

营养成分	热量	胆固醇	脂肪	蛋白质
含量	193 千焦	—	0.2 克	1.1 克
含量比较	低★☆☆	—	低★☆☆	低★☆☆

降脂原理

较好地改善血脂状况

降脂营养素：维生素 C

樱桃所含的维生素 C 能够促进胆固醇分解，可有效降低胆固醇含量；还能增强脂蛋白脂肪酶的活性，促进极低密度脂蛋白胆固醇和三酰甘油的分解，较好地改善血脂状况。

对预防并发症的益处

维护血管健康

优势营养素：钾、芸香苷

樱桃含有丰富的钾元素，可促进钠从尿液中排泄，同时钾还能对抗钠升高血压的不利影响，还可维护血管健康。其所含的芸香苷，能增强毛细血管的通透性，具有利尿、降低血压的功效。

降脂这样吃

樱桃在食用前宜用淡盐水浸泡10 分钟，这样可以帮助清除果皮表面残留的农药。

搭配宜忌

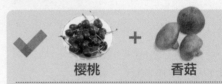

✔ 樱桃 ＋ 香菇

二者合用，具有补中益气、防癌抗癌、降压降脂的功效。适用于高脂血症合并高血压、糖尿病患者。

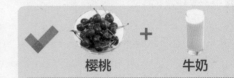

✔ 樱桃 ＋ 牛奶

樱桃适宜搭配牛奶食用，因为牛奶性微寒，可以中和樱桃的热性。

食用禁忌

服药时应避免食用樱桃，否则会干扰药物的正常代谢，引起一些不良反应。

降脂小厨房

樱桃苹果汁

材料 苹果 200 克，樱桃 100 克。

做法

1. 将苹果洗净去核，切成块；樱桃洗净去核。
2. 将苹果和樱桃放入榨汁机中榨成汁即可。

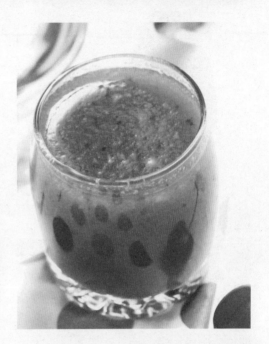

> **大厨支招** 樱桃和苹果都有降脂的功效，且做成饮品，降脂营养素保留更完整，降脂作用更好。

水果凉盘

材料 苹果、梨、李子、桃、菠萝肉、樱桃、西瓜瓤各 50 克。

调料 晶体木糖醇适量。

做法

1. 苹果、梨、李子、桃洗净，去蒂和核，切成橘子瓣形；菠萝肉切块；樱桃洗净；西瓜瓤切块。
2. 锅置火上，放入适量清水，加晶体木糖醇熬至溶化，倒入大碗里，晾凉后放入冰箱的冷藏室冷藏 40 分钟。
3. 将所有水果一同放入盘内，倒入冷藏过的木糖醇水即可。

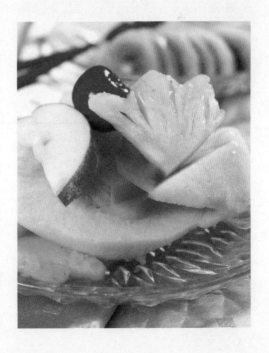

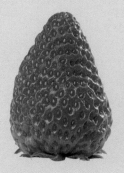

草莓 加速三酰甘油的降解

推荐用量 每天宜摄入 150 克左右

营养成分	热量	胆固醇	脂肪	蛋白质
含量	126 千焦	—	0.2 克	1.0 克
含量比较	低★☆☆	—	低★☆☆	低★☆☆

降脂原理

加速血清中三酰甘油的降解

降脂营养素：维生素 C

草莓所含的维生素 C 可使胆固醇降低并且转为胆汁酸从体内排出，又可增加体内脂蛋白酶的活性，加速血清中三酰甘油的降解，从而降低血清总胆固醇和三酰甘油水平，降低血脂。

对预防并发症的益处

降低人体对胰岛素的需求

优势营养素：膳食纤维

草莓中的膳食纤维可促进肠蠕动，减少食物在肠道中的停留时间，可缓解便秘症状。此外，还能减慢人体对葡萄糖的吸收速度，使餐后血糖不会急剧上升，并降低人体对胰岛素的需求，从而有利于糖尿病患者病情的改善。

降脂这样吃

草莓表面粗糙，不易洗净，宜用淡盐水浸泡 15 分钟，既较易清洗，又能杀菌。

搭配宜忌

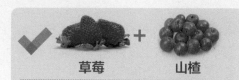

草莓 ＋ 山楂

二者合用，助消化功能更强。

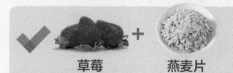

草莓 ＋ 燕麦片

燕麦片中含有人体每天所需铁元素的 50%，与富含维生素 C 的草莓搭配在一起食用，能使铁的吸收率大大提高。

食用禁忌

草莓含有较多的草酸钙，尿路结石患者不宜多食。

降脂小厨房

草莓火龙果汁

材料　草莓 150 克，火龙果 150 克。

做法

1. 将草莓洗净去蒂；火龙果剥皮取果肉，切成块。
2. 将草莓和火龙果放入榨汁机中榨成汁即可，可放入冰箱中冰镇后饮用。

大厨支招　草莓表面粗糙，不容易被洗净，可以先用淡盐水浸泡 15 分钟左右，然后进行冲洗，这样既能够杀菌，又比较容易清洗干净，也不会因为不当清洗破坏草莓的表皮，造成营养物质的流失。

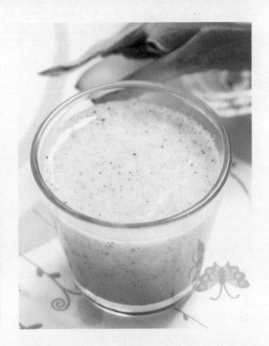

草莓柚汁

材料　草莓 150 克，柚子肉 50 克。

做法

1. 草莓洗净，去蒂，切小块，放入榨汁机中打成汁，倒出。
2. 柚子肉切小块，放入榨汁机中打成汁，倒出。
3. 草莓汁和柚子汁一同倒入杯中，调匀饮用即可。

大厨支招　草莓切开之后暴露在空气中，维生素 C 会很快流失，所以草莓饮品宜现喝现做，做完之后尽快喝完，避免营养物质的流失，影响降脂的效果。

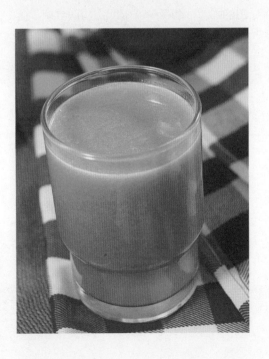

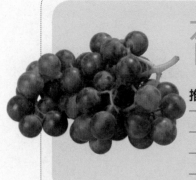

葡萄 减少低密度脂蛋白含量

推荐用量 每天宜摄入 100 克左右

营养成分	热量	胆固醇	脂肪	蛋白质
含量	180 千焦	—	0.2 克	0.5 克
含量比较	低★☆☆	—	低★☆☆	低★☆☆

降脂原理
减少低密度脂蛋白含量

降脂营养素：白藜芦醇、黄酮类物质

葡萄皮含有丰富的白藜芦醇和黄酮类物质，可降低血液中的胆固醇含量。研究证明，葡萄酒在增加血浆中高密度脂蛋白的同时，能减少低密度脂蛋白含量。因此多吃葡萄可有效降低血脂，防治动脉粥样硬化。

对预防并发症的益处
对高脂血症并发肠胃炎有益

优势营养素：芸香苷

葡萄中的芸香苷可降低胃酸毒性，并有利胆的作用，可辅助治疗胃炎、肠炎及呕吐等，对高脂血症并发肠胃炎者有益。

搭配宜忌

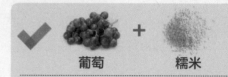

✔ 葡萄 + 糯米

葡萄中的叶酸与糯米中的铁结合，可维持红细胞正常活动，恢复肌肤血色，是贫血或易疲劳者的补血良品。

食用禁忌

便秘、肠胃虚弱者以及糖尿病患者不宜多食。

降脂这样吃

葡萄皮和葡萄子聚集了葡萄中的大部分营养，具有极高的抗氧化活性，可降血脂、抗癌、抗辐射、预防心脑血管疾病，因此吃葡萄时最好带皮和子，可以榨汁饮用。

降脂小厨房

草莓葡萄橙汁

材料 葡萄100克，草莓50克，橙子50克，蜂蜜适量。

做法

1. 草莓去蒂洗净，切成小丁；葡萄洗净，去子切碎；橙子去皮，切丁。
2. 将上述食材放入果汁机中，加入适量饮用水搅打，打好后加入蜂蜜调匀即可。

大厨支招 选果梗清鲜、果皮上有白色果霜、皮色光亮无斑痕的葡萄为佳。

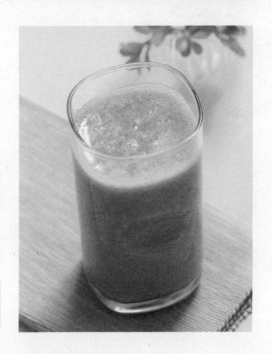

菠菜草莓葡萄汁

材料 草莓50克，菠菜100克，葡萄100克，蜂蜜适量。

做法

1. 菠菜洗净、去根，用沸水焯烫一下，捞出晾凉，切段；葡萄洗净，去子切碎；草莓去蒂，洗净切碎。
2. 将所有材料放入果汁机中，加入适量饮用水搅打。

大厨支招 洗葡萄时在清水里加一勺面粉搅匀，更易清洗。等到面粉水变浑浊时，将葡萄取出，再用清水冲一下即可食用。

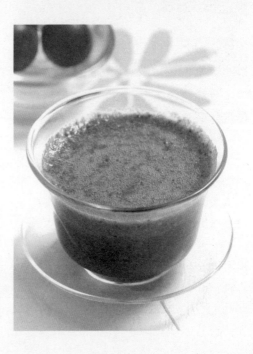

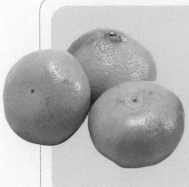

橘子   降低血液中胆固醇浓度

推荐用量   每天宜摄入 1~3 个

营养成分	热量	胆固醇	脂肪	蛋白质
含量	213 千焦	—	0.2 克	0.7 克
含量比较	低 ★☆☆	—	低 ★☆☆	低 ★☆☆

降脂原理

促进排便，降低血液中胆固醇浓度

降脂营养素：膳食纤维、果胶

橘子含有丰富的膳食纤维及果胶，可以促进排便，降低血液中胆固醇浓度，有效降低血脂，可防治动脉粥样硬化等心脑血管疾病。

对预防并发症的益处

降低血压，扩张冠状动脉

优势营养素：橘皮苷、类似胰岛素的成分

橘子中的橘皮苷可以增强毛细血管的韧性，降低血压，扩张冠状动脉，预防高脂血症并发冠心病和动脉粥样硬化；橘子肉含有类似胰岛素的成分，是高脂血症并发糖尿病患者的理想食品。

搭配宜忌

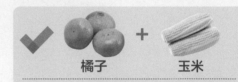

✔ 橘子 + 玉米

橘子中富含维生素 C，但极易被氧化；玉米中所含的维生素 E 有较强的抗氧化作用。二者同食，有利于人体对维生素的吸收。

食用禁忌

橘子含热量较多，一次不宜食用过多，否则容易"上火"，促发口腔炎、牙周炎等症。

降脂这样吃

橘子可剥皮生食或榨汁饮用，但对高脂血症患者来说烤着吃最好。因为橘子通过火烤，燥烈之性消除而药性仍存，有通络、理气、消滞、扩张支气管的作用。

降脂小厨房

番茄橘子汁

材料　橘子 100 克，番茄 100 克。

做法

1. 橘子洗净，去皮，分瓣，除子，切块；番茄洗净，去蒂，切块。
2. 将橘子和番茄分别放入榨汁机中榨汁，然后将榨好的橘子汁和番茄汁倒入大杯中，混合均匀即可。

大厨支招　番茄制成汁饮用，可更好地吸收维生素。

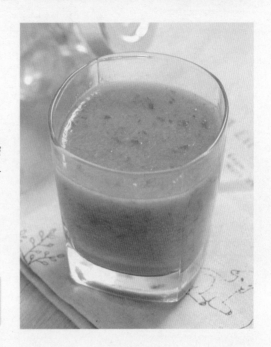

橘瓣银耳羹

材料　橘子 100 克，银耳 15 克。

做法

1. 银耳用清水泡发，择洗干净，撕成小朵；橘子洗净，去皮，分瓣。
2. 锅置火上，放入银耳和适量清水，大火烧开后转小火煮至汤汁略稠，加橘子瓣即可。

大厨支招　过夜的银耳营养成分会减少并产生有害成分，不宜食用。

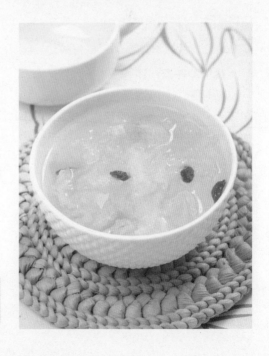

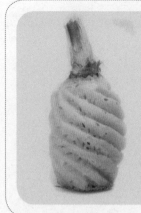

菠萝

降低胆固醇的沉淀

推荐用量 每天宜摄入 100 克左右

营养成分	热量	胆固醇	脂肪	蛋白质
含量	183.9 千焦	—	0.1 克	0.5 克
含量比较	低★☆☆	—	低★☆☆	低★☆☆

降脂原理

促进胆固醇排出

降脂营养素：膳食纤维

菠萝中的膳食纤维能促进胆固醇排出，减少血液中的血脂含量，降低胆固醇在血管内的沉积。

对预防并发症的益处

溶解血块，降血压，预防血栓形成

优势营养素：钾

菠萝所含的钾有利尿作用，可以预防高血压。菠萝蛋白酶可以溶解阻塞于血管中的纤维蛋白和凝血块，从而预防血栓形成。

降脂这样吃

菠萝生食、凉拌、榨果汁，降脂效果较好。

搭配宜忌

 +

菠萝 **猪肉**

菠萝中的菠萝蛋白酶可以分解蛋白质，帮助消化吸收猪肉中的蛋白质。

 +

菠萝 **西芹**

菠萝中的膳食纤维能促进胆固醇排出，与能清除附着在血管壁上的胆固醇的西芹同食，加速了胆固醇的排出，有利于降低血脂。

食用禁忌

菠萝切忌食用过量，否则易刺激口腔黏膜，影响味觉。

降脂小厨房

菠萝粥

材料　大米 100 克，菠萝肉 30 克。
调料　冰糖、盐各适量。
做法

1. 大米洗净，浸泡 30 分钟；菠萝肉切成细丁，用淡盐水浸泡 10 分钟。
2. 锅内倒水烧沸，放大米煮至粥成，放菠萝丁煮沸，加冰糖调味即可。

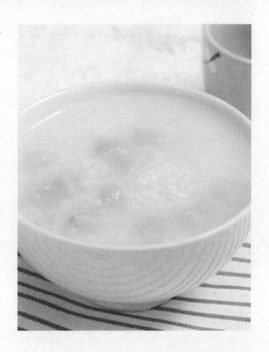

大厨支招　大米和水的比例大约为 1：20，中小火熬煮至黏稠。

西芹菠萝汁

材料　西芹 50 克，菠萝肉 200 克。
调料　蜂蜜适量。
做法

1. 西芹洗净，去叶，切小段；菠萝肉切丁，放入淡盐水中浸泡 15 分钟，捞出后冲洗一下。
2. 将上述食材放入果汁机中，加入适量饮用水搅打，打好后调入蜂蜜即可。

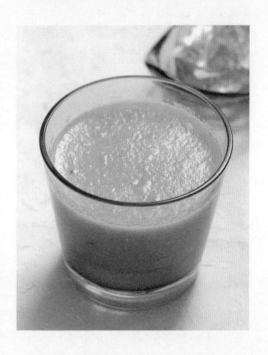

大厨支招　菠萝中含有刺激作用的苷类物质和菠萝蛋白酶，因此应将果皮和果刺修净，将果肉切成块状，在淡盐水中浸渍，浸出苷类，然后再吃。

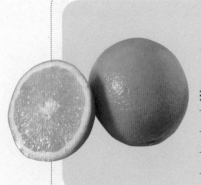

橙子 提高高密度脂蛋白浓度

推荐用量 每天宜摄入 100 克左右

营养成分	热量	胆固醇	脂肪	蛋白质
含量	197 千焦	—	0.2 克	0.8 克
含量比较	低★☆☆	—	低★☆☆	低★☆☆

降脂原理
促进排便，降低血液中胆固醇浓度

降脂营养素：维生素 C 、胡萝卜素、类黄酮、柠檬素

橙子含有大量的维生素 C 和胡萝卜素，可以软化和保护血管，促进血液循环，降低血液中胆固醇浓度，有效降低血脂。橙子内含有类黄酮和柠檬素，可以提高高密度脂蛋白浓度，降低低密度脂蛋白浓度。

对预防并发症的益处
避免并发毛细血管病变

优势营养素：维生素 B$_1$

橙子中含有大量的维生素 B$_1$，可维持毛细血管健康，预防因高血糖所致的肾细胞代谢紊乱，避免并发毛细血管病变和肾病。此外，橙子的含糖量低，食用后不会快速升高血糖，可改善糖尿病患者的口渴症状。

搭配宜忌

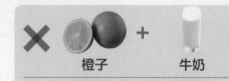

橙子 ✕ 牛奶

吃橙子时不要喝牛奶，因为牛奶中的蛋白质遇到橙子所含的果酸会凝固结块，影响消化吸收。

食用禁忌

饭前或空腹时不宜食用橙子，因为橙子所含的有机酸会刺激胃黏膜。

未成熟的橙子含有较多的草酸、苯甲酸等，容易与食物中的蛋白质结合，生成不易消化的沉淀物，从而影响人体对蛋白质的吸收，甚至可能引起消化不良。因此，未成熟的橙子不宜吃。

降脂这样吃

对高脂血症患者来说，橙子可以连皮带子一起榨汁在吃饭的时候喝。因为橙子的皮和子中的黄酮类物质含量远高于果肉，黄酮类物质对心脑血管有多种保健作用。

降脂小厨房

橙子葡萄柠檬汁

材料 橙子150克，葡萄100克，柠檬50克。

做法

1. 橙子切小块；葡萄洗净，切对半，去子；柠檬去皮、去子，切小块。
2. 将上述材料放入果汁机中，加入适量饮用水搅打即可。

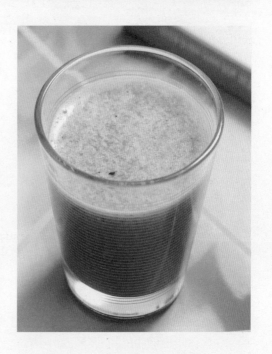

大厨支招 挑选橙子时要注意观察橙脐。如果脐是一个圆圈，则比较甜；如果脐是尖尖的，则较酸。

香蕉橙子豆浆

材料 橙子100克，香蕉100克，豆浆400毫升。

做法

1. 将橙子去皮，切块；香蕉去皮，切块。
2. 将切好的橙子、香蕉和豆浆一起放入果汁机中打匀即可。

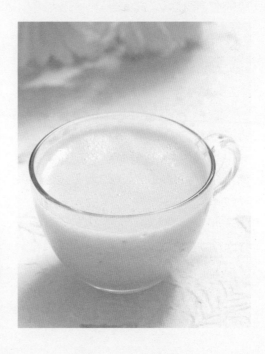

大厨支招 橙子中含有大量维生素 C，能提高机体免疫力，对抑制致癌物质的形成、软化和保护血管、促进血液循环、降低胆固醇和血脂有帮助。

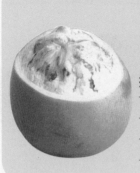

柚子　防治动脉粥样硬化

推荐用量　每天宜摄入 100 克左右

营养成分	热量	胆固醇	脂肪	蛋白质
含量	172 千焦	—	0.2 克	0.1 克
含量比较	低★☆☆	—	低★☆☆	低★☆☆

降脂原理

有效降低血脂，防治动脉粥样硬化

降脂营养素：果胶、维生素 C

柚子含有丰富的果胶，能降低血液中低密度脂蛋白水平；柚子所含的大量维生素 C，能降低血液中的胆固醇含量，因此可有效降低血脂，防治动脉粥样硬化。

对预防并发症的益处

有助于消化分解脂肪

优势营养素：铬

柚子中含有铬，可增强胰岛素活性，增加胰岛素受体数量；柚子还含有柚苷配基，有助于消化分解脂肪，减少胰岛 β 细胞的负荷，对防治高脂血症并发糖尿病很有益处。

降脂这样吃

将柚子做成柚子茶，不仅能分解掉柚子中不利于人体吸收的成分，还能增加人体所需的微量元素。

搭配宜忌

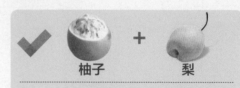

✔ 柚子 ＋ 梨

二者同食可治疗肺热咳嗽。

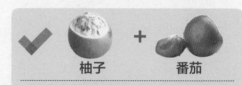

✔ 柚子 ＋ 番茄

番茄和柚子都富含维生素 C，低热低糖，一起榨汁食用，可预防糖尿病神经病变和血管病变。

食用禁忌

在服用降压药期间，不要吃柚子或饮用柚子汁，否则可能发生血压骤降等严重的副反应。另外，器官移植患者不宜食用柚子，会影响免疫抑制剂的功效。

降脂小厨房

柚子哈密瓜拼盘

材料 柚子 100 克，哈密瓜 100 克。

做法

1. 哈密瓜洗净，纵向切开，去子，横向切成 2 厘米厚的片，在盘中摆成空心的圆形。
2. 柚子洗净，去皮，分小瓣，放在由哈密瓜片摆成的空心圆内。
3. 牙签放在盘边，食用时用牙签插取哈密瓜片和柚子瓣即可。

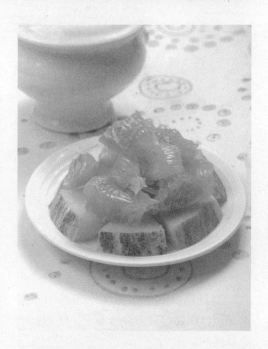

大厨支招 柚子与哈密瓜搭配，味道酸甜可口，还可润肠通便、降脂美容。

柚子炖鸡

材料 柚子肉 200 克，童子鸡 500 克。

调料 葱段、姜片、料酒、盐适量，香油 4 克。

做法

1. 柚子肉切块；童子鸡杀好去毛，去内脏，冲洗干净。
2. 鸡腹中塞入柚子肉，放到砂锅里，加葱段、姜片、料酒、盐、香油和适量水炖熟即可。

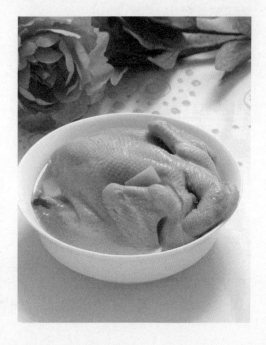

大厨支招 柚子搭配鸡肉共同食用，降脂的同时也可以补充营养。

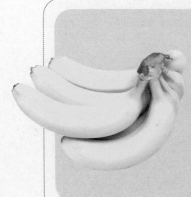

香蕉　降低血液中胆固醇浓度

推荐用量　每天宜摄入 100 克左右

营养成分	热量	胆固醇	脂肪	蛋白质
含量	381 千焦	—	0.2 克	1.4 克
含量比较	低★☆☆	—	低★☆☆	低★☆☆

降脂原理

降低血液中胆固醇浓度

降脂营养素：果胶

香蕉富含的果胶可降低血液中胆固醇浓度，因此可有效降低血脂，防治心脑血管疾病。

对预防并发症的益处

预防高脂血症并发高血压和心脑血管疾病

优势营养素：钾

香蕉属于高钾食品，钾离子可强化肌力及肌耐力。钾对人体的钠还具有抑制作用，可降低血压，预防高脂血症并发高血压和心脑血管疾病。

搭配宜忌

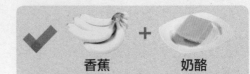

香蕉　　　奶酪

香蕉中的镁和奶酪中的钙相遇，可防止钙沉积在人体组织或血管壁中，并可预防骨质疏松。

食用禁忌

没有熟透的香蕉含较多鞣酸，对消化道有收敛作用，会抑制胃肠液分泌并抑制胃肠蠕动，因此生的香蕉不仅不能通便，反而会加重便秘。

降脂这样吃

香蕉鲜食最好，也可剥皮将果肉切丁和冰糖一起，放进粳米粥内做成香蕉粥。不仅味道甜美，还可滑肠通便，润肺止咳，并有降脂功效，可有效防治动脉粥样硬化，是便秘、咳嗽日久及高血压、动脉粥样硬化等患者的健康饮食。

降脂小厨房

木瓜香蕉汁

材料　木瓜 200 克，香蕉 100 克。

做法

1. 木瓜去皮，去子，切小块；香蕉去皮，切小块。
2. 把上述食材放入果汁机中，加入适量饮用水搅打即可。

大厨支招　饮用果汁时放点蜂蜜，口感更好。

香蕉苹果牛奶饮

材料　香蕉 100 克，苹果 150 克，牛奶 150 毫升，蜂蜜适量。

做法

1. 香蕉去皮，切小块；苹果洗净，去皮和子，切小块。
2. 将上述材料和牛奶一起放入果汁机中，加入适量饮用水搅打均匀，打好后加入蜂蜜调匀即可。

大厨支招　香蕉、苹果都是降脂的佳品，搭配食用，适合高脂血症患者长期食用。

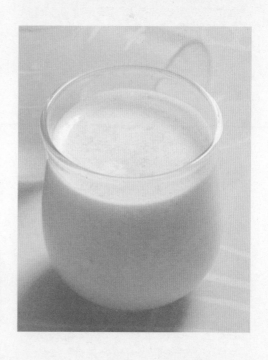

水产类

海带 控制胆固醇的吸收

推荐用量　每天宜摄入 150 ～ 200 克（泡发）

营养成分	热量	胆固醇	脂肪	蛋白质
含量	50 千焦	—	0.1 克	1.2 克
含量比较	低★☆☆	—	低★☆☆	低★☆☆

降脂原理

控制胆固醇的吸收

降脂营养素：不饱和脂肪酸、昆布素等多糖、褐藻酸

海带含有大量的不饱和脂肪酸，能清除附着在血管壁上的过多胆固醇；海带中含有的昆布素等多糖类可降低血清总胆固醇和三酰甘油的含量；海带中的褐藻酸能促进胆固醇的排泄，控制胆固醇的吸收。

对预防并发症的益处

具有扩张外周血管的作用

优势营养素：岩藻多糖、钾、钙

海带中所含的岩藻多糖可防治血栓和因血液黏性增大而引起的血压上升。此外，海带中还含有丰富的钾和钙，具有扩张外周血管的作用，具有良好的降压功效。

降脂这样吃

干海带含有有毒金属——砷，烹制前应先用清水漂洗，然后浸泡 6 小时左右（不可过长），并要勤换水，这样处理后的海带食用起来才安全。

搭配宜忌

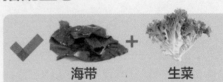

海带　＋　生菜

生菜中的维生素 C 可以促进人体对海带中铁元素的吸收利用。

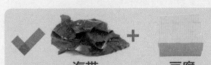

海带　＋　豆腐

豆腐中的皂角苷会造成机体碘的缺乏，而海带含有丰富的碘，二者同食，可使体内碘元素处于平衡状态。

食用禁忌

患有甲亢的病人不要吃海带，因海带中碘的含量较丰富，吃后会加重病情。

降脂小厨房

姜拌海带

材料　水发海带 150 克。

调料　盐 3 克，酱油、醋各 10 克，姜末、香油各 5 克，鸡精少许。

做法

1. 水发海带用温水洗净，切成细丝，放入沸水中焯透，捞出沥干水分；将姜末、盐、酱油、醋、香油、鸡精调成调味汁。

2. 把海带丝放入盘中，浇上调味汁拌匀即可。

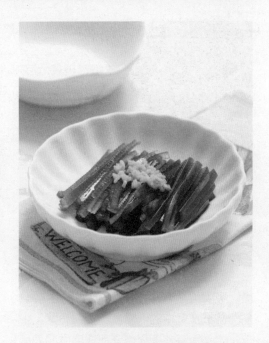

麻辣海带

材料　水发海带 300 克。

调料　盐 3 克，花椒油、辣椒油各 3 克，蒜末、香油各 5 克，香菜碎、鸡精各少许。

做法

1. 海带洗净，切丝，入沸水中煮 10 分钟，捞出，晾凉，沥干水分。

2. 取盘，放入海带丝，放香菜碎、蒜末、盐、鸡精、花椒油、辣椒油和香油，搅拌均匀即可。

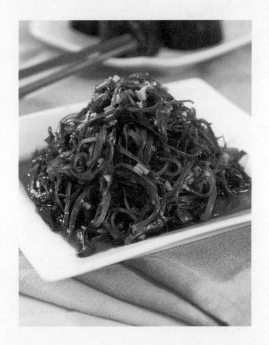

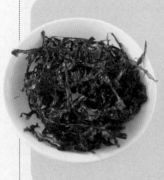

紫菜 降低胆固醇的总含量

推荐用量 每天宜摄入 5 ～ 15 克

营养成分	热量	胆固醇	脂肪	蛋白质
含量	866 千焦	—	1.1 克	26.7 克
含量比较	低 ★★☆	—	低 ★☆☆	高 ★★★

降脂原理

降低血清中胆固醇的总含量

降脂营养素：牛磺酸、镁

紫菜含有的牛磺酸可促进胆固醇分解，降低血清中的低密度脂蛋白。紫菜中镁的含量很高，能显著降低血清中胆固醇的总含量。

对预防并发症的益处

能改善血管狭窄的情况

优势营养素：胆碱、褐藻酸钠和锗

紫菜中的胆碱可以代谢脂肪，保护血管健康，有效预防动脉粥样硬化，从而降低血压。紫菜中含有的褐藻酸钠和锗，能改善血管狭窄的情况，改善血管的机能，有益于高脂血症并发高血压患者控制病情。

降脂这样吃

紫菜的最佳食用方法是作为配菜与鸡蛋、肉类和蔬菜做汤羹。既营养互补又解腻刮油，是高脂血症患者的较好选择。

搭配宜忌

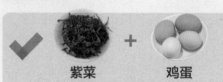

✔ 紫菜 + 鸡蛋

能提升二者的营养价值，紫菜中的钙能促进人体对鸡蛋中维生素 B_{12} 的吸收。

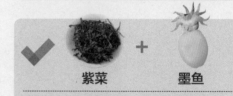

✔ 紫菜 + 墨鱼

紫菜富含叶酸、铁及维生素 B_6，与富含蛋白质及锌的墨鱼搭配食用，有利于糖尿病患者缓解病情。

食用禁忌

胃肠消化功能不好的人应少食紫菜；腹痛、便溏者不宜食用紫菜。

降脂小厨房

紫菜虾皮粥

材料　燕麦片60克，大米50克，鸡蛋1
　　　　个（约60克），虾皮、紫菜各5克。

调料　盐、鸡精各3克。

做法

1. 燕麦片洗净；鸡蛋洗净，磕入碗内，
打散；大米洗净，浸泡备用；紫菜用
清水泡发备用。

2. 锅置火上，加适量水烧开，放入大米。
大火煮沸后，转小火煮20分钟，放
入燕麦片煮5分钟，再加入虾皮和紫
菜煮开。

3. 倒入鸡蛋液、盐、鸡精，再煮1分
钟即可。

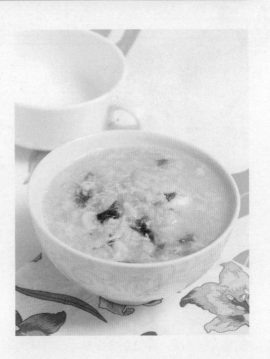

紫菜萝卜汤

材料　白萝卜200克，紫菜10克。

调料　盐3克，香菜2克，鸡汤、香油
　　　　各适量。

做法

1. 将白萝卜洗净，去皮，切成细丝；将
紫菜切碎。

2. 在鸡汤中加入紫菜、萝卜丝炖煮，熟
时加入香油、盐、香菜即可。

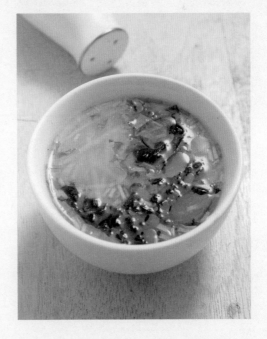

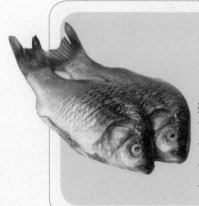

鲫鱼 预防动脉粥样硬化

推荐用量 每天宜摄入 50 ~ 100 克

营养成分	热量	胆固醇	脂肪	蛋白质
含量	452 千焦	130 毫克	2.7 克	17.1 克
含量比较	低★☆☆	高★★★	低★☆☆	高★★★

降脂原理

预防动脉粥样硬化及心脑血管疾病

降脂营养素：锌

鲫鱼含有丰富的微量元素锌，不仅可以减少三酰甘油的含量，还能清除血管壁上的胆固醇，维持血管的弹性，可有效预防高脂血症、动脉粥样硬化及心脑血管疾病。

对预防并发症的益处

可增强抗病能力

优势营养素：蛋白质

鲫鱼所含的蛋白质质优、齐全、易于消化吸收，是肝肾疾病、心脑血管疾病患者的良好蛋白质来源，常食可增强抗病能力，高脂血症并发糖尿病、高血压、冠心病患者可经常食用。

降脂这样吃

鲫鱼最好清蒸或炖汤，不宜油炸。鲫鱼汤不但味香汤鲜，而且具有较强的滋补作用。

搭配宜忌

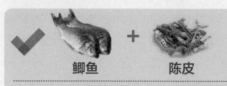

鲫鱼 ✔ + 陈皮

二者搭配有温中散寒、补脾开胃的功效，适宜胃寒腹痛、食欲缺乏、消化不良、虚弱无力等症。

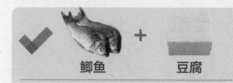

鲫鱼 ✔ + 豆腐

豆腐含大量钙质，与富含维生素D 的鲫鱼搭配食用，对钙的吸收与利用能起叠加效应。

食用禁忌

鲫鱼的鱼子胆固醇含量较高，高脂血症患者不宜食用。

降脂小厨房

鲫鱼炖豆腐

材料　鲫鱼 500 克，北豆腐 100 克。

调料　葱花、蒜片、姜片、花椒粉、酱油、醋、盐各适量，植物油 4 克。

做法

1. 鲫鱼去腮，去内脏，洗净；北豆腐洗净，切块。
2. 炒锅放植物油，待油温烧至四成热，放入鲫鱼两面煎熟，下葱花、蒜片、姜片、花椒粉炒出香味。
3. 淋入酱油和醋，放入豆腐和适量水与鲫鱼一同炖 15 分钟，用盐调味即可。

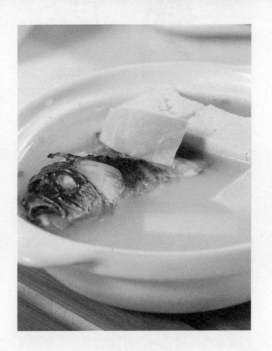

木耳清蒸鲫鱼

材料　干黑木耳 25 克，干香菇 10 克，鲫鱼 250 克。

调料　葱段、姜片、料酒、植物油、白糖、盐各适量。

做法

1. 干黑木耳泡发，洗净，撕成小片；干香菇泡发，洗净，去蒂后撕片。
2. 将鲫鱼放入碗中，加入姜片、葱段、料酒、白糖、盐、植物油，然后覆盖木耳、香菇片，上笼蒸半小时即可。

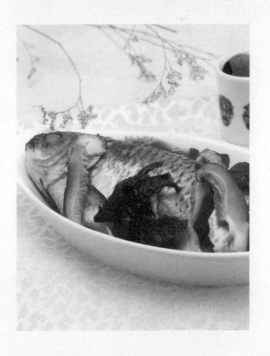

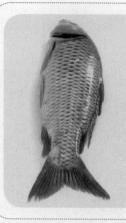

鲤鱼 避免脂肪囤积

推荐用量 每天宜摄入 50 ~ 100 克

营养成分	热量	胆固醇	脂肪	蛋白质
含量	456 千焦	84 毫克	4.1 克	17.6 克
含量比较	低★☆☆	中★★☆	低★☆☆	高★★★

降脂原理

降低代谢不良引发的脂肪囤积

降脂营养素：不饱和脂肪酸、镁

鲤鱼的脂肪大部分是由不饱和脂肪酸组成，具有良好的降低胆固醇的作用；鲤鱼含有的镁元素，可降低代谢不良引发的脂肪囤积，提高心脑血管的免疫力。

对预防并发症的益处

能够促进钠从尿液中排泄

优势营养素：钾

鲤鱼含有丰富的钾离子，能够促进钠从尿液中排泄，同时钾还可以对抗钠升高血压的不利影响，对血管有防护作用，能够有效降低血压，预防心脑血管疾病。

降脂这样吃

鲤鱼的视网膜上含有大量的维生素 A，明目的效果特别好。所以吃鲤鱼的时候最好把鱼眼睛一起吃了。

搭配宜忌

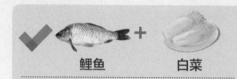

鲤鱼 + 白菜

二者同食能提供丰富的蛋白质、糖类、维生素 C 等营养物质。

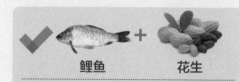

鲤鱼 + 花生

鲤鱼中的不饱和脂肪酸易被氧化，花生中的维生素 E 有抗氧化的作用，二者搭配食用，有利于营养更好地吸收利用。

食用禁忌

恶性肿瘤、支气管哮喘、疟腮、荨麻疹、湿疹患者应忌食。

降脂小厨房

清蒸鲤鱼

材料　鲤鱼 500 克，莴笋 100 克。

调料　姜、葱段各 10 克，料酒 15 克，生抽、盐各 5 克，香油、鸡精各少许。

做法

1. 将鲤鱼收拾干净后劈成两半装盘；莴笋去皮、叶，切丝；姜一部分切片，一部分剁成末。

2. 姜片、葱段、料酒、盐抹满鱼身腌制15 分钟以上；在鱼盘中加水，放入沸水蒸锅中蒸 15 分钟。

3. 取出后将鱼盘中的汤倒入炒锅中烧沸，放入生抽、莴笋丝、鸡精煮 2 分钟，起锅淋在鱼身上，撒上姜末，滴上香油即可食用。

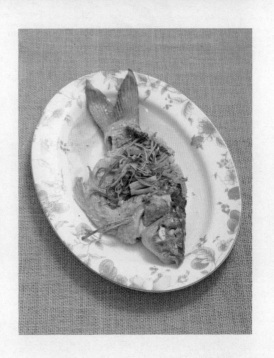

大枣黑豆炖鲤鱼

材料　鲤鱼 1 条（约 600 克）、大枣 15克、黑豆 30 克。

调料　姜丝、葱段、盐、鸡精、料酒、香菜段各适量。

做法

1. 将鲤鱼处理干净，切成段；大枣、黑豆分别用温水泡透。

2. 取炖锅一个，倒入适量水，放入鲤鱼段、大枣、黑豆、姜丝、葱段、料酒烧沸，盖上盖，炖约 1.5 小时，调入盐、鸡精，撒入香菜段即可。

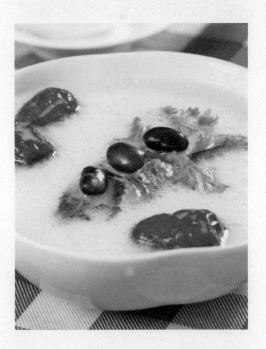

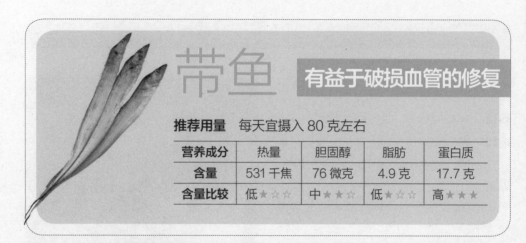

带鱼

有益于破损血管的修复

推荐用量 每天宜摄入 80 克左右

营养成分	热量	胆固醇	脂肪	蛋白质
含量	531 千焦	76 微克	4.9 克	17.7 克
含量比较	低★☆☆	中★★☆	低★☆☆	高★★★

降脂原理

有益于破损血管的修复

降脂营养素：烟酸、维生素 B_2

烟酸能参与脂肪的代谢，可以减少血液中的低密度脂蛋白及三酰甘油，还可增加高密度脂蛋白；其所含的维生素 B_2 有益于破损血管的修复，使胆固醇不易沉积，促使血液中的脂肪加速排出。

对预防并发症的益处

对心脑血管系统有很好的保护作用

优势营养素：镁

带鱼含有丰富的镁元素，可激活钙泵，泵入钾离子，限制钠内流，还能减少应激诱导的去甲肾上腺素的释放，从而起到降低血压的作用。

降脂这样吃

带鱼的鱼鳞中含有丰富的蛋白质、磷脂、铁等营养素，且鱼鳞中含有的不饱和脂肪酸有防治高血压及冠心病的功效，因此在烹饪带鱼时不要刮掉鱼鳞。

搭配宜忌

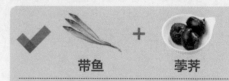

带鱼 + 荸荠

荸荠质嫩多汁，与带鱼一起熬汤食用，对糖尿病多尿者有一定的辅助疗效。

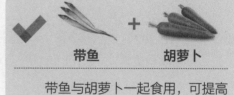

带鱼 + 胡萝卜

带鱼与胡萝卜一起食用，可提高记忆力。

食用禁忌

带鱼属发物，凡患有疥疮、湿疹等皮肤病或皮肤过敏者忌食。

降脂小厨房

糖醋带鱼

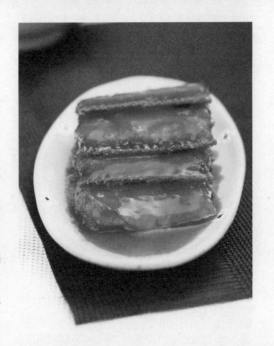

材料 带鱼 500 克。

调料 葱丝、姜片、蒜片各 10 克，酱油、醋、料酒、白糖各 15 克，盐、花椒油各少许，植物油 20 克。

做法

1. 将带鱼去头、尾、内脏，洗净，剁成 5 厘米左右的长段，用盐略腌。

2. 锅中放油烧热，下带鱼段煎熟，两面呈金黄色时出锅。

3. 锅中留底油，下葱丝、姜片、蒜片煸炒，放入炸好的带鱼，烹入料酒、醋、酱油，加少许汤，放白糖，入味后淋花椒油，炒匀即成。

清蒸带鱼

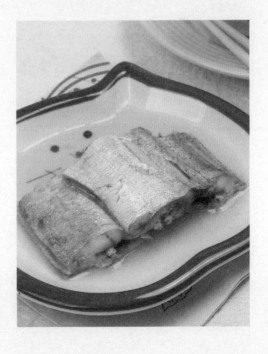

材料 带鱼 500 克。

调料 葱丝、姜片各 10 克，料酒 20 克，盐、鱼露各 5 克。

做法

1. 将带鱼洗干净，两面划十字花刀（斜切成网格状），切段。

2. 将带鱼段装盘，加入葱丝、姜片、料酒、盐、鱼露，上蒸笼蒸 15 分钟左右即可。

大厨支招 清洗带鱼时水温不可过高，以防银脂流失，损失营养。

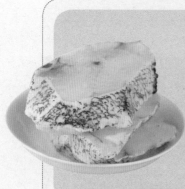

鳕鱼 保护心脑血管系统

推荐用量 每天宜摄入 80 克左右

营养成分	热量	胆固醇	脂肪	蛋白质
含量	368 千焦	114 毫克	0.5 克	20.4 克
含量比较	低★☆☆	高★★★	低★☆☆	高★★★

降脂原理

对心脑血管系统有很好的保护作用

降脂营养素：镁

鳕鱼中的镁对心脑血管系统有很好的保护作用，可减少血液中胆固醇的含量，防止动脉粥样硬化，同时还能扩张冠状动脉。

对预防并发症的益处

有利于预防高血压、心肌梗死等心脑血管病

优势营养素：镁、ω-3 脂肪酸

鳕鱼中含有的镁元素可以防止游离钙沉积在血管壁上，有利于预防高血压。此外，鳕鱼中 ω-3 脂肪酸的含量较丰富，能提高人体细胞对胰岛素的敏感性，能降低血液中的血糖水平。

降脂这样吃

鳕鱼的最佳烹饪方法为清蒸。清蒸鳕鱼被称为餐桌上的"瘦身专家"。做法简单但又营养丰富的清蒸鳕鱼是高脂血症患者的最佳选择。

搭配宜忌

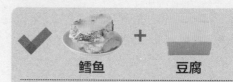

✔ 鳕鱼 + 豆腐

鳕鱼搭配豆腐食用，不仅能够营养互补，还能增强补钙的功效。

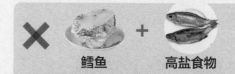

✘ 鳕鱼 + 高盐食物

鳕鱼中富含的钾碰上高盐食物会降低钾的功效，有害健康。

食用禁忌

鳕鱼的鱼皮中含大量的嘌呤，痛风患者和尿酸过高者禁止食用。

降脂小厨房

鳕鱼蛋羹

材料　鳕鱼肉50克，胡萝卜、扁豆各
　　　　20克，鸡蛋1个（约60克）。

调料　高汤适量，盐3克，水淀粉适量。

做法

1. 鳕鱼肉洗净，切成小块；扁豆择洗干净，切小圆片；胡萝卜洗净，去皮切成碎末。

2. 鸡蛋打散，边加水边轻轻拌匀，放少许盐调味，将蛋液放入蒸锅中大火蒸10分钟。

3. 另起锅，放入高汤、扁豆、鳕鱼、胡萝卜煮熟，加盐调味，淋入水淀粉勾芡，浇在蛋羹上即可。

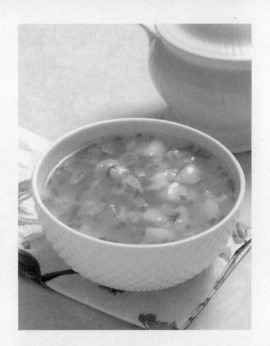

清蒸鳕鱼

材料　鳕鱼250克。

调料　盐3克，葱丝、姜片、蒜末、生抽、蚝油各10克，白糖、橄榄油、香油各5克，水淀粉适量。

做法

1. 将鳕鱼洗净沥水，装盘，姜片放在其上备用。

2. 锅内加水，放入鳕鱼盘，蒸7分钟，取出，鳕鱼上面放上葱丝。

3. 另起锅倒入橄榄油，放入蒜末炒香，依次放入少许水、盐、生抽、白糖、蚝油，调中小火烧开，用水淀粉勾芡，加香油调味，离火，浇到蒸好的鱼片上即可。

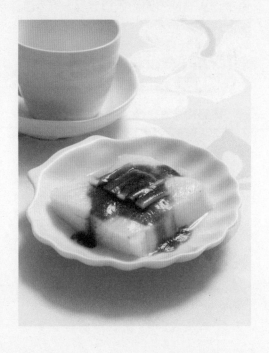

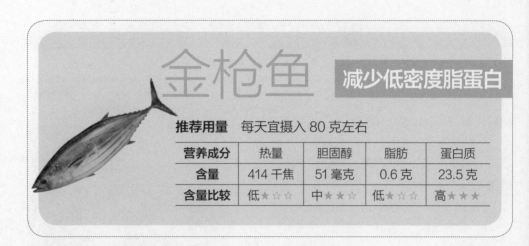

金枪鱼   减少低密度脂蛋白

推荐用量   每天宜摄入 80 克左右

营养成分	热量	胆固醇	脂肪	蛋白质
含量	414 千焦	51 毫克	0.6 克	23.5 克
含量比较	低★☆☆	中★★☆	低★☆☆	高★★★

降脂原理

减少"坏胆固醇"，增加"好胆固醇"

降脂营养素：EPA、蛋白质、牛磺酸

金枪鱼中的 EPA、蛋白质、牛磺酸均有降低胆固醇的功效，能有效地减少血液中的低密度脂蛋白，增加高密度脂蛋白，从而预防因胆固醇含量高所引起的疾病。

对预防并发症的益处

能使心脏正常工作

优势营养素：镁、ω-3 脂肪酸

金枪鱼所含的镁能使心脏正常工作，具有扩张血管的作用，使血压平稳下降。此外，金枪鱼中含的 ω-3 脂肪酸，可以提升体内氧化亚氮的水平，能更好地舒张血管平滑肌，从而降低血压。

降脂这样吃

金枪鱼最佳食用方法是生吃，味道鲜美，弹滑多汁。

搭配宜忌

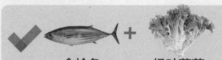

✔ 金枪鱼 ＋ 绿叶蔬菜

食用金枪鱼时可搭配一些绿叶蔬菜，可使营养互补，促进吸收。

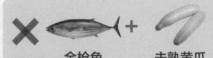

✘ 金枪鱼 ＋ 未熟黄瓜

黄瓜在未完全成熟之前含有丰富的蛋白质消化酶抑制剂，和金枪鱼同食，不利于蛋白质的吸收。

食用禁忌

肝硬化患者忌食金枪鱼。

降脂小厨房

金枪鱼沙拉

材料 甜玉米粒 250 克，原味油浸金枪
鱼罐头 150 克，洋葱、胡萝卜各
40 克，黄瓜 60 克。

调料 橄榄油、盐、柠檬汁各 5 克。

做法

1. 甜玉米粒煮熟沥干水分；金枪鱼从罐
头中盛出，去掉多余的油分；洋葱、
胡萝卜、黄瓜均洗净，切成小丁。

2. 热锅加入橄榄油，放入胡萝卜丁煸炒。

3. 将煸炒好的胡萝卜丁和金枪鱼、洋葱
丁、黄瓜丁放入盛放着甜玉米的大碗
中，加入柠檬汁、盐搅拌均匀即可。

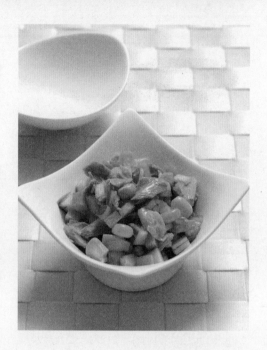

金枪鱼寿司

材料 米饭 250 克，新鲜金枪鱼肉 30 克。

调料 寿司姜 10 克，绿芥末少许。

做法

1. 香葱切末；新鲜的金枪鱼肉洗净后斜片
成 2.5 厘米宽、5~6 厘米长的片；蘸凉
开水，取适量米饭捏成椭圆形饭团。

2. 把饭团放入手中，在金枪鱼片的一面
挤上适量绿芥末放在饭团上轻压。

3. 同寿司姜、绿芥末一起上桌即可。

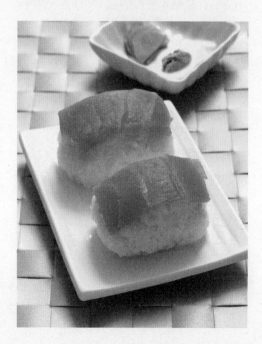

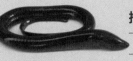

鳝鱼 有效防止肥胖及脂肪肝

推荐用量 每天宜摄入 50 克左右

营养成分	热量	胆固醇	脂肪	蛋白质
含量	372 千焦	126 毫克	1.4 克	18 克
含量比较	低★☆☆	高★★★	低★☆☆	高★★★

降脂原理

有效防止肥胖及脂肪肝

降脂营养素：维生素 B$_2$、锰

鳝鱼含有丰富的维生素 B$_2$，可保护血管健康，防止脂质沉积，能促使肝脏及血液中的胆固醇排出，有效防止肥胖及脂肪肝。此外鳝鱼含有的锰可抑制血液中自由基的产生，有利于三酰甘油和胆固醇在人体内的转化及输送。

对预防并发症的益处

有利于糖尿病患者控制病情

优势营养素：鳝鱼素

鳝鱼所含的"鳝鱼素"能降低和调节血糖，对高脂血症并发糖尿病有较好的辅助治疗作用，加之所含脂肪极少，常食有利于糖尿病患者控制病情。

搭配宜忌

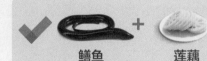

鳝鱼 + 莲藕

吃鳝鱼时最好搭配莲藕，因为鳝鱼和莲藕的黏液都能促进蛋白质的吸收，而且二者酸碱搭配，有利于保持人体的酸碱平衡。

食用禁忌

鳝鱼动风，有瘙痒性皮肤病者忌食；有痼疾宿病者，如支气管哮喘、淋巴结核、癌症、红斑狼疮患者应谨慎食用。

降脂这样吃

鳝鱼宜现杀现烹，因为鳝鱼死后体内的组氨酸很快就会转化为有毒物质组织胺，人吃了之后会出现头晕、头痛、心慌、胸闷等中毒症状。

降脂小厨房

大蒜烧鳝鱼

材料　活鳝鱼300克，大蒜100克，黄瓜、红辣椒、香芹各50克。

调料　植物油20克，姜末、郫县豆瓣、料酒、酱油各10克，白糖、胡椒粉、盐各3克，鸡精少许。

做法

1. 黄瓜、红辣椒洗净，切成菱形片；香芹洗净，切成段；鳝鱼切成段，用少量盐和胡椒粉、料酒腌15分钟。

2. 炒锅放少许油烧热，放入鳝鱼炒变色。

3. 另起锅放入少量油，放入郫县豆瓣炒香，再放入大蒜，加水煮开，依次放入鳝鱼、黄瓜烧开，加红辣椒待汤汁收浓，加入香芹翻炒，用白糖、鸡精调味即可。

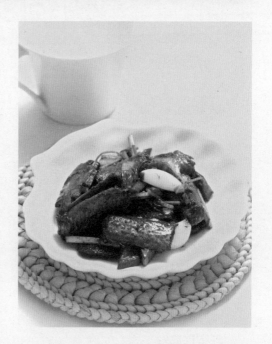

韭菜炒鳝鱼丝

材料　韭菜300克，活鳝鱼200克。

调料　蒜末、姜丝、鸡精、盐各适量，植物油4克。

做法

1. 鳝鱼宰杀好，去除内脏，冲洗干净，取肉，切丝；韭菜择洗干净，切段。

2. 炒锅置火上，倒入适量植物油，待油烧至五成热，放入鳝鱼丝煸熟，加蒜末、姜丝炒香。

3. 放入韭菜段炒3分钟，用盐和鸡精调味即可。

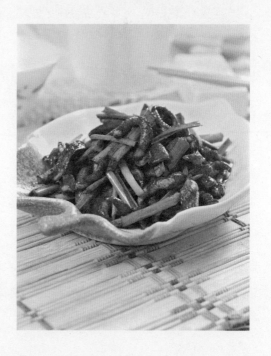

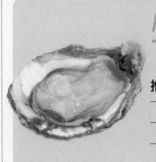

牡蛎

对心肌细胞有保护作用

推荐用量 每天宜摄入 2~3 个

营养成分	热量	胆固醇	脂肪	蛋白质
含量	305 千焦	100 毫克	2.1 克	5.3 克
含量比较	低★☆☆	高★★★	低★☆☆	中★★☆

降脂原理

对心肌细胞有保护作用

降脂营养素：牛磺酸

牡蛎中含有的牛磺酸可抑制血小板凝集，降低血脂，保持人体正常血压和防止动脉粥样硬化；对心肌细胞有保护作用，可抗心律失常；对降低血液中胆固醇含量有特殊疗效，可辅助治疗心力衰竭。

对预防并发症的益处

有预防中风发生的作用

优势营养素：B 族维生素

有丰富的 B 族维生素，有利于维护神经系统的健康，预防和辅助治疗高脂血症周围神经病变。其中维生素 B_{12} 还可抑制血液中高半胱氨酸的升高，有预防中风的作用。

降脂这样吃

用牡蛎煮汤时加些肉块、姜丝，可使煮出的汤呈牛奶状，且鲜美可口。

搭配宜忌

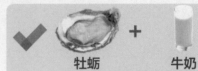

✔ 牡蛎 + 牛奶

牡蛎中富含钙和锌，能促进生长发育，牛奶的含钙量也很丰富，二者同食，有助于儿童、青少年生长发育。

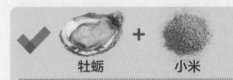

✔ 牡蛎 + 小米

牡蛎中缺乏色氨酸、蛋氨酸，搭配蛋氨酸和色氨酸含量较高的食物，如小米、豆腐等食用，能更好地发挥牡蛎的营养功效。

食用禁忌

生吃牡蛎易感染诺瓦克病毒，可引起恶心、呕吐、腹泻及腹痛等症状。

降脂小厨房

牡蛎萝卜丝汤

材料　白萝卜 200 克，牡蛎肉 50 克。

调料　葱丝、姜丝各 10 克，盐 5 克，香
　　　　油少许。

做法

1. 白萝卜去根须，洗净，切丝；牡蛎肉
洗净泥沙。

2. 锅置火上，加适量清水烧沸，倒入白
萝卜丝煮至九成熟，放入牡蛎肉、葱
丝、姜丝煮至白萝卜丝熟透，用盐调
味，淋上香油即可。

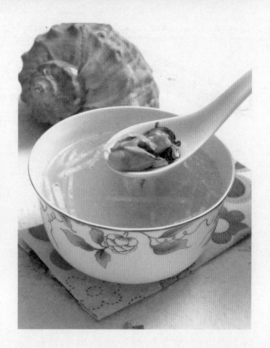

柚子拌牡蛎

材料　牡蛎 250 克，柚子 100 克。

调料　葱末、红辣椒各 10 克，胡椒粉 3
　　　　克，蒸鱼豉油 5 克。

做法

1. 红辣椒洗净、切末；柚子去皮、取肉，
切碎。

2. 将葱末、红辣椒末、柚子碎放入碗里，
加入胡椒粉、蒸鱼豉油拌匀。

3. 锅里水烧开，放入牡蛎用大火煮熟
（2~3 分钟），捞起放入装调料的碗里，
拌匀即可。

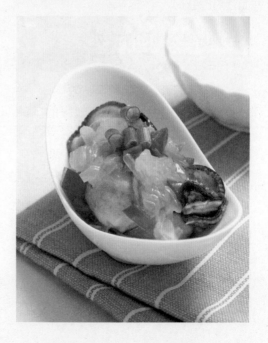

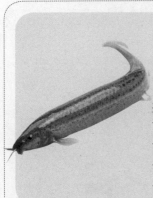

泥鳅
有利于人体抗血管衰老

推荐用量　每天宜摄入 50 克左右

营养成分	热量	胆固醇	脂肪	蛋白质
含量	402 千焦	136 微克	2.0 克	17.9 克
含量比较	低★☆☆	高★★★	低★☆☆	高★★★

降脂原理
有利于人体抗血管衰老

降脂营养素：不饱和脂肪酸

泥鳅中所含的不饱和脂肪酸，有利于人体抗血管衰老，增强血管的弹性，降低血脂浓度，有益于高脂血症及心脑血管病患者。

对预防并发症的益处
有较强的抗氧化作用

优势营养素：不饱和脂肪酸

泥鳅的不饱和脂肪酸有较强的抗氧化作用，能够保护胰岛 β 细胞免受自由基的损害。对高脂血症并发糖尿病患者有一定的食疗效果。

降脂这样吃

泥鳅体内含有组氨酸，死后会继续分解，并转化为组织胺，食用后可出现不良反应，因此泥鳅宜现杀现吃。

搭配宜忌

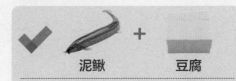

✓ 泥鳅 + 豆腐

泥鳅富含蛋氨酸，能弥补豆腐蛋氨酸不足的缺陷。两者搭配，营养互补，使食疗功效加倍。

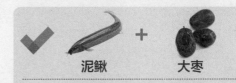

✓ 泥鳅 + 大枣

降血脂、改善血液循环、健脑益智。

食用禁忌

服用螺内酯、氨苯蝶啶以及补钾药物时不宜食用泥鳅，因为泥鳅含钾量较高，如果在服用以上药物时吃泥鳅，可能导致高血钾症。

降脂小厨房

大枣泥鳅汤

材料　大枣（去核）15克，泥鳅300克。

调料　姜片5克，盐6克。

做法

1. 泥鳅开膛洗净。
2. 将泥鳅加水与去核枣、姜片一起煮熟。
3. 加入盐调味即可。

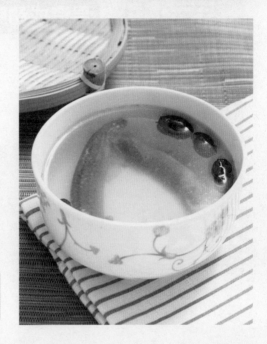

大厨支招　将买回来的泥鳅放入滴了油的清水里养两天，让其吐净泥沙。

泥鳅炖豆腐

材料　泥鳅3条，豆腐300克，蒜苗20克。

调料　姜片5克，蒜末5克，盐少许。

做法

1. 泥鳅处理好，洗净，切段；豆腐洗净，切块；蒜苗洗净，切段。
2. 锅中倒油烧热，爆香姜片、蒜末；另取锅加水、豆腐和泥鳅煮开，撇净浮沫，倒入姜蒜油，加盐，大火烧开后转小火煮20分钟，最后撒上蒜苗段即可。

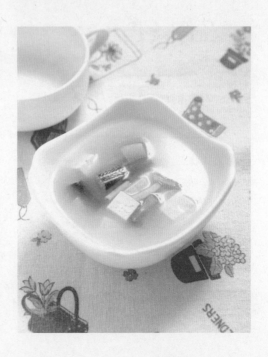

墨鱼

易造成动脉血管粥样硬化

营养成分	含量	含量比较
热量	1454 千焦	高★★★
蛋白质	15.2 克	低★☆☆
脂肪	0.9 克	中★★☆
胆固醇	226 克	高★★★
铁	1.0 克	低★☆☆
磷	165 毫克	中★★☆
钙	15 毫克	低★☆☆

墨鱼的胆固醇含量很高，过多摄入会加重高脂血症患者的脂类代谢紊乱，极易引发动脉粥样硬化，导致心、脑等重要器官的血液供应不足，致使这些组织氧气和重要的营养物质供应缺乏。

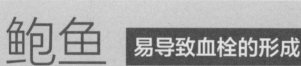

鲍鱼

易导致血栓的形成

营养成分	含量	含量比较
热量	351 千焦	中★★☆
蛋白质	12.6 克	低★☆☆
脂肪	0.8 克	低★☆☆
糖类	6.6 克	高★★★
胆固醇	242 毫克	中★★☆
钠	2011.7 毫克	高★★★
钙	266 毫克	中★★☆

鲍鱼的胆固醇含量较高，食用过多鲍鱼易导致血栓的形成，还可引起心、脑、肾等重要器官的血管动脉粥样硬化，引发高脂血症并发心脑血管疾病。

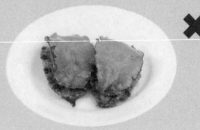

河虾　引发心脑血管并发症

营养成分	含量	含量比较
热量	364 千焦	中★★☆
蛋白质	16.4 克	中★★☆
脂肪	2.4 克	低★☆☆
胆固醇	240 克	高★★★
维生素 E	5.33 克	高★★★
钾	329 毫克	高★★★
镁	60 毫克	中★★☆
磷	186 毫克	中★★☆
钙	325 毫克	高★★★

高脂血症患者不宜过多食用河虾，因为河虾含有较高的胆固醇，食用过多会导致动脉血管粥样硬化，引发心脑血管并发症。

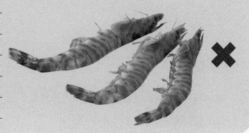

螃蟹　加重高脂血症患者病情

营养成分	含量	含量比较
热量	431 千焦	中★★☆
蛋白质	17.5 克	中★★☆
脂肪	2.6 克	低★☆☆
胆固醇	267 克	高★★★
维生素 E	5.79 克	高★★★
钾	181 毫克	中★★☆
镁	23 毫克	低★☆☆
磷	182 毫克	中★★☆
钙	126 毫克	中★★☆

螃蟹的胆固醇含量很高，每100克蟹肉含胆固醇267毫克，每100克蟹黄含胆固醇460毫克，而高脂血症患者每天胆固醇的摄入量不应超过200毫克。

肉蛋类

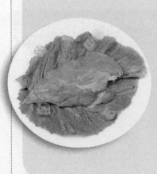

鸡肉

避免形成肥胖及脂肪肝

推荐用量 每天宜摄入 100 克左右

营养成分	热量	胆固醇	脂肪	蛋白质
含量	699 千焦	106 毫克	9.4 克	19.3 克
含量比较	低★☆☆	高★★★	低★☆☆	高★★★

降脂原理

避免形成肥胖及脂肪肝

降脂营养素：B 族维生素、烟酸

鸡肉中含有丰富的 B 族维生素和烟酸，有益于破损血管的修补，使胆固醇不易沉积，还可使肝脏中的脂肪加速排出，避免形成肥胖及脂肪肝。

对预防并发症的益处

尤其适宜体质虚弱的糖尿病患者

优势营养素：优质蛋白质、镁

鸡肉含有丰富的优质蛋白质且容易消化和吸收，是糖尿病患者摄入蛋白质的重要来源，尤其适宜体质虚弱的糖尿病患者。此外，鸡肉中所含的镁能限制钠内流，还能减少应激诱导的去甲肾上腺素的释放，降低血压。

降脂这样吃

鸡肉中含有谷氨酸钠，因此在做鸡肉时不需要加鸡精等调料，否则会掩盖鸡肉本身的鲜味。

搭配宜忌

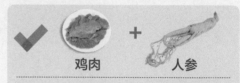

✔ 鸡肉 + 人参

人参能大补元气，生津止渴，与鸡肉一起食用，可填精补髓、活血。

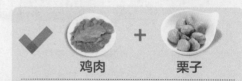

✔ 鸡肉 + 栗子

鸡肉为造血疗虚食品，栗子重在健脾。栗子烧鸡不仅味道鲜美，造血功能更强，尤以老母鸡烧栗子效果更佳。

食用禁忌

鸡屁股是淋巴最为集中的地方，也是储存病菌、病毒和致癌物的仓库，因此不宜食用。

降脂小厨房

鸡炖蘑菇

材料　鸡肉 300 克，榛蘑 100 克。

调料　葱段、姜片各 10 克，八角、白糖各 5 克，酱油、料酒各 15 克，盐 3 克，植物油 10 克。

做法

1. 鸡肉洗净切成小块；榛蘑用温水泡 30 分钟，沥干备用。

2. 炒锅烧热，放入油烧至六成热，放入鸡块翻炒至鸡肉变色，水分收干，放入葱段、姜片、八角炒出香味，加入榛蘑一起炒匀，加入酱油、白糖、料酒，将颜色炒匀，加水烧开。

3. 加盖转中火炖 40 分钟，至鸡肉酥烂，汤汁收浓，最后用盐调味，装盘即可。

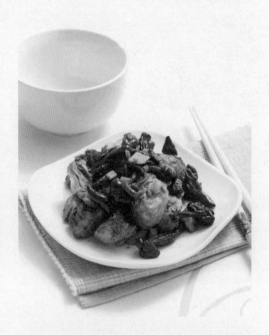

冬瓜鸡丁汤

材料　冬瓜、鸡胸肉各 100 克。

调料　姜丝、盐各适量。

做法

1. 冬瓜去皮，除子，洗净，切成 2 厘米见方的块；鸡胸肉洗净，用沸水焯一下，切丁，备用。

2. 锅置火上，放入适量清水煮沸，放入鸡丁、姜丝煮至鸡丁熟透。

3. 放入冬瓜块煮熟，加盐调味即可。

大厨支招　鸡汤中含有较多油脂，不利于控制体重及血脂，建议把油撇净再吃。

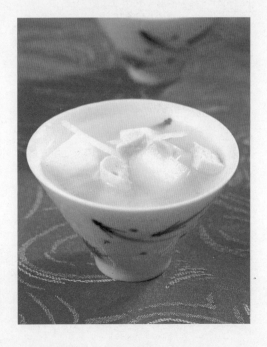

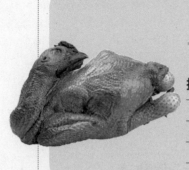

乌鸡

促进胆固醇排出

推荐用量 每天宜摄入 50~80 克

营养成分	热量	胆固醇	脂肪	蛋白质
含量	464 千焦	106 微克	2.3 克	22.3 克
含量比较	低★☆☆	高★★★	低★☆☆	高★★★

降脂原理

促进胆固醇在人体内转化、输送及排出

降脂营养素：铜、锰

乌鸡含有的铜可降低血中三酰甘油及胆固醇的浓度，保持血管弹性。另外乌鸡中含有丰富的锰，有促进胆固醇在人体内转化、输送及排出的作用。

对预防并发症的益处

能提高糖尿病患者对环境的应激适应能力

优势营养素：维生素 B_2、维生素 E

乌鸡含有较多的维生素 B_2、维生素 E，能提高糖尿病患者对环境的应激适应能力，并有助于清除体内自由基，保护胰岛细胞。对高脂血症并发糖尿病患者有食疗作用。

搭配宜忌

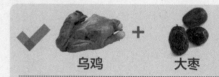

乌鸡 ＋ 大枣

将大枣与乌鸡一起炖食，具有益气、滋阴的功效，特别适合女性朋友，对于治疗月经紊乱有一定疗效，经常食用还能美容。

食用禁忌

乌鸡不能与苋菜一起食用，二者同食会加速维生素 C 的氧化，导致营养流失。

降脂这样吃

乌鸡连骨（砸碎）熬汤滋补效果最佳。炖煮时不要用高压锅，使用砂锅文火慢炖最好，可使其所含的营养物质充分释放出来。

降脂小厨房

清炖乌鸡汤

材料　乌鸡300克。

调料　香葱2棵，生姜1小块，料酒、
　　　　盐各适量。

做法

1. 将乌鸡宰杀洗净，放沸水中焯烫，除
去血水。

2. 把乌鸡、料酒、香葱、生姜放入砂锅
内，用大火烧开后，改小火炖2小
时，加入盐即可。

大厨支招　炖煮此汤时，宜使用砂锅
小火慢炖。

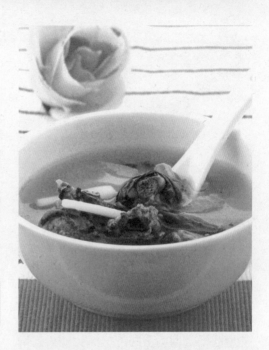

乌鸡糯米葱白粥

材料　乌鸡腿150克，圆糯米100克。

调料　葱丝10克，盐3克。

做法

1. 将乌鸡腿洗净，切块，焯烫洗净，
沥干。

2. 锅置火上，放入适量清水，放入乌鸡
腿用大火煮沸，转小火煮15分钟，放
入圆糯米继续煮，煮沸后转小火，待
糯米熟时放入葱丝，用盐调味即可。

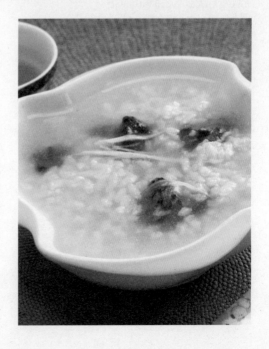

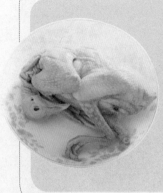

鸽肉

增强抗氧化能力

推荐用量 每天宜摄入 80~100 克

营养成分	热量	胆固醇	脂肪	蛋白质
含量	841 千焦	99 毫克	14.2 克	16.5 克
含量比较	高★★★	中★★☆	中★★☆	中★★☆

降脂原理

增强低密度脂蛋白抗氧化能力

降脂营养素：维生素 E

鸽肉中的维生素 E 既可补充低密度脂蛋白氧化过程中维生素 E 的丢失，又能增强低密度脂蛋白的抗氧化能力，增加胆固醇排泄，降低血脂。

对预防并发症的益处

改善因肾虚引起的内分泌代谢紊乱

优势营养素：蛋白质

鸽肉是高蛋白的肉食，能补肝益肾、益气补血，可改善因肾虚引起的内分泌代谢紊乱，稳定血糖水平，是高脂血症并发糖尿病患者补充优质蛋白质的主要肉食之一。

降脂这样吃

烹饪鸽肉时加些山药具有补肝益肾、健脾止泻的作用，适合高脂血症、高血压及糖尿病患者经常食用。

搭配宜忌

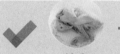 +

鸽肉 枸杞子

鸽肉含有维生素 E、锌、硒，与枸杞子中的锌、硒搭配，可强化降脂降糖的功效。

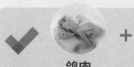

鸽肉 香菇

二者同食可滋阴补肾，益气健脾，补气强身，提高机体免疫力。

食用禁忌

鸽肉的蛋白质含量很高，在体内可代谢产生一些含氮废物，并通过肾脏随尿排出，排尿量减少的肾衰竭者不宜食用。

降脂小厨房

蚝油乳鸽

材料　乳鸽 250 克。

调料　葱段、姜片、花椒粉、盐、葱花、蚝油各适量，植物油 5 克。

做法

1. 宰杀好的乳鸽去毛、去内脏，剁掉头和爪，洗净，放入沸水中余去血水。
2. 把鸽子放入一个大碗里，加葱段、姜片、盐和适量水，上蒸锅大火蒸 1 小时取出，拣去姜片、葱段。
3. 炒锅倒入植物油烧至七成热，下葱花、花椒粉、蚝油炒出香味，将蒸乳鸽时碗里留下的汤汁倒入煮开，淋在乳鸽上即可。

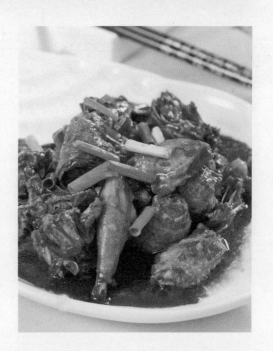

平菇炖乳鸽

材料　平菇 250 克，乳鸽 400 克。

调料　料酒、酱油、盐、葱花、姜末、鸡精各适量，植物油 4 克。

做法

1. 平菇去蒂，洗净，切块；乳鸽洗净，切块。
2. 锅置火上，加油烧热，下葱花、姜末煸出香味，再加入平菇块、乳鸽块，略炒后烹入料酒。
3. 加盐、酱油、适量水，煮沸后改小火炖至熟烂，用鸡精调味即可。

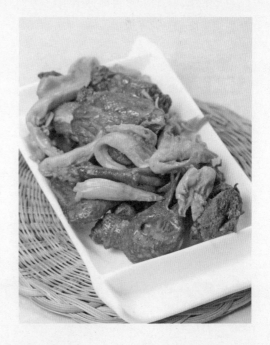

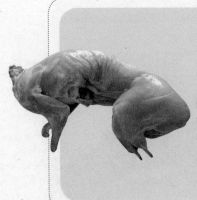

兔肉　改善脂类代谢循环

推荐用量　每天宜摄入 80 克左右

营养成分	热量	胆固醇	脂肪	蛋白质
含量	427 千焦	59 微克	2.2 克	19.7 克
含量比较	低★☆☆	中★★☆	低★☆☆	高★★★

降脂原理
增加高密度脂蛋白，改善脂类代谢循环

降脂营养素：B 族维生素、烟酸

兔肉中含有丰富的 B 族维生素，尤其是烟酸含量很高，可促使肝脏及血液中的脂肪加速排出，帮助燃烧脂肪，增加高密度脂蛋白，改善脂类代谢循环，有益于高脂血症及心脑血管病患者。

对预防并发症的益处
预防动脉硬化，预防血栓形成

优势营养素：卵磷脂

兔肉中的卵磷脂有保护血管、预防动脉硬化、预防血栓形成的作用，对维持血管畅通起着重要作用，可用来防治高脂血症并发心脑血管疾病。

搭配宜忌

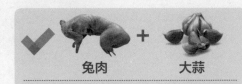

兔肉　　　　大蒜

兔肉与大蒜同食可延长维生素 B_1 在人体内的停留时间，提高其吸收利用率。

食用禁忌

孕妇及经期女性、有明显阳虚症状的女子、脾胃虚寒者不宜食用。

兔肉性凉，不宜在寒冬、初春食用。

兔肉不宜加生姜、芥末烹调食用。

降脂这样吃

兔肉可以煮熟和茼蒿、黄瓜之类的蔬菜凉拌。口味鲜香、爽口，有补血润燥、补中益气、清热利湿的作用，最适合高脂血症患者食用，同时还是色香味俱佳的减肥食品。

降脂小厨房

绿豆芽炒兔肉丝

材料　兔肉 50 克，绿豆芽 250 克。

调料　植物油 5 克，蒜末、盐、鸡精各适量。

做法

1. 兔肉洗净，煮熟，撕成细丝；绿豆芽洗净。
2. 锅中倒入油，放入蒜末爆香，然后放绿豆芽和兔肉丝，翻炒至熟，然后加盐、鸡精调味拌匀即可。

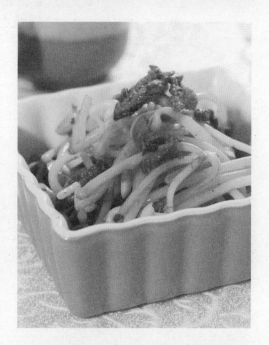

大厨支招　兔肉性寒凉，不宜在寒冬食用。

兔肉炖南瓜

材料　兔肉 50 克，南瓜 250 克。

调料　葱花、盐、味精各适量，植物油 4 克。

做法

1. 将兔肉洗净，切小方块；南瓜去皮、去瓤，洗净切块。
2. 炒锅倒入植物油烧至七成热，下葱花炒出香味，放入兔肉翻炒变白，加南瓜块和适量水炖熟，用盐和味精调味即可。

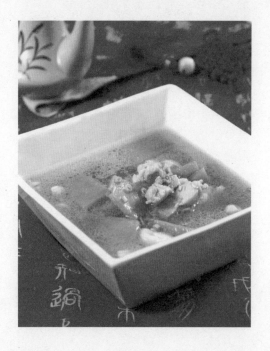

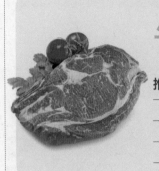

牛瘦肉　降脂降压

推荐用量　每天宜摄入 80 克左右

营养成分	热量	胆固醇	脂肪	蛋白质
含量	444 千焦	84 微克	4.2 克	19.9 克
含量比较	低★☆☆	中★★☆	低★☆☆	高★★★

降脂原理
促进血液循环、降脂降压

降脂营养素：亚油酸

牛瘦肉的亚油酸能降低血液胆固醇，预防动脉粥样硬化，具有软化心脑血管、促进血液循环、降脂降压、促进新陈代谢、调节内分泌和减缓衰老等作用。

对预防并发症的益处
预防或减少心脑血管病的发病率

优势营养素：B 族维生素

牛瘦肉中的 B 族维生素可预防或减少心脑血管病的发病率，特别是对高脂血症并发高血压、老年性肥胖症等的防治有利。

搭配宜忌

牛瘦肉　＋　白萝卜

二者搭配可使营养更均衡，而且白萝卜有促进消化的作用，有利于糖尿病患者的胃部健康。

食用禁忌

一周吃 2～3 次牛肉即可，不可食用过多。另外，牛脂肪更应忌食，否则会增加体内胆固醇和脂肪的积累量。

降脂这样吃

烹调牛瘦肉时放一些山楂或橘皮，可使牛肉更易软烂。另外牛瘦肉不宜顺着纤维组织切，否则不仅没法入味，还不易嚼烂。

降脂小厨房

尖椒牛柳

材料　牛里脊肉 200 克，尖椒 100 克。

调料　盐 2 克，鸡精、料酒、淀粉、葱丝、姜片、蒜片各适量，鸡蛋清 1 个，料酒、胡椒粉、白糖各少许。

做法

1. 牛里脊肉切片，冲净血水，沥干；尖椒洗净切段备用。

2. 牛肉片加盐、鸡精、料酒、淀粉、鸡蛋清上浆，滑油备用。

3. 锅内倒油烧热，放葱丝、姜片、蒜片炒香，放牛肉片、料酒翻炒。

4. 加入尖椒段，加盐、鸡精、白糖、胡椒粉炒匀即可。

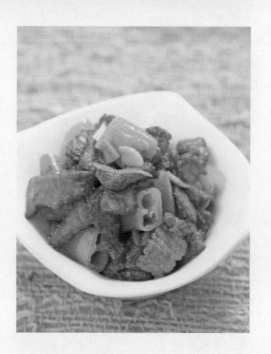

番茄炖牛腩

材料　牛腩 250 克，番茄 100 克。

调料　葱段、姜片各 10 克，桂皮、八角各 3 克，老抽、料酒、植物油各 15 克，盐 5 克。

做法

1. 将牛腩洗净切大块；番茄去蒂切块。

2. 锅中倒入油烧至七成热后放入葱段、姜片、桂皮、八角爆香，随后加入牛腩翻炒，调入老抽、料酒，炒匀后放入适量清水，大火烧开，撇出浮沫。

3. 转小火炖 1 小时，入番茄块、盐，待其熟透，即可关火出锅。

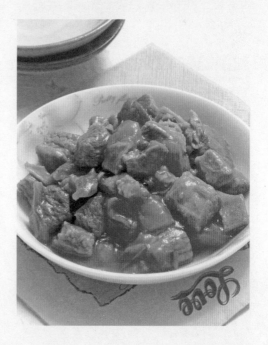

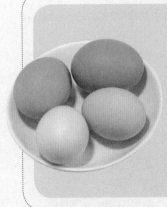

鸡蛋 阻止胆固醇和脂肪沉积

推荐用量 每天宜摄入 1 个

营养成分	热量	胆固醇	脂肪	蛋白质
含量	602 千焦	585 毫克	8.8 克	13.3 克
含量比较	低★☆☆	高★★★	低★☆☆	中★★☆

降脂原理
阻止胆固醇和脂肪在血管壁沉积

降脂营养素：卵磷脂

鸡蛋中虽然胆固醇含量较高，但同时也含有丰富的卵磷脂，可使低密度脂蛋白和脂肪的颗粒变小，并使之保持悬浮状态，从而阻止胆固醇和脂肪在血管壁沉积。

对预防并发症的益处
有助于控制血压

优势营养素：钾

鸡蛋中所含的钾能促进钠从尿液中排泄，同时钾还可以对抗钠升高血压的不利影响，有助于控制血压。

降脂这样吃

吃鸡蛋时，加些醋一起食用，不仅有利于心脑血管健康，还有美白作用。

搭配宜忌

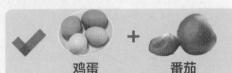

✔ 鸡蛋 + 番茄

鸡蛋营养丰富，却缺乏维生素C，因此与富含维生素 C 的番茄等一起食用，可以获得更全面的营养。

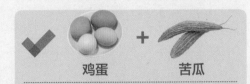

✔ 鸡蛋 + 苦瓜

苦瓜具有降压、降糖功效，搭配富含钙与卵磷脂的鸡蛋，能保护糖尿病患者的骨骼、牙齿、血管的健康。

食用禁忌

鸡蛋不宜吃得太多，吃太多不仅不利于胃肠的消化，还会增加肝、肾负担。

降脂小厨房

平菇鸡蛋汤

材料　平菇80克，鸡蛋1个（约60克），小青菜30克。

调料　植物油、盐各5克。

做法

1. 平菇洗净，顺纹理撕成片，在沸水中焯一下捞出；鸡蛋磕入碗中，加料酒、少许盐搅匀；小青菜洗净。

2. 炒锅置大火上，倒植物油烧热，下青菜煸炒几下，放入平菇，倒入适量水烧开。

3. 倒入鸡蛋液，再烧开，加盐调味即可。

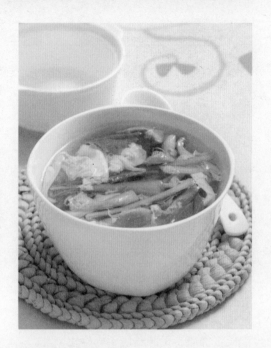

木耳蒸蛋

材料　水发黑木耳30克，鸡蛋1个（约60克），枸杞子5克。

调料　盐3克。

做法

1. 黑木耳洗净，切碎；鸡蛋打散，加少许盐调味，并对入适量白开水搅拌均匀，将切碎的黑木耳放入蛋液中。

2. 锅内加水烧开，将备好的蛋液隔水蒸10分钟，关火即可。

3. 将洗净的枸杞子放在蒸蛋上做装饰。

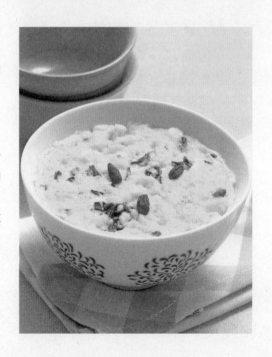

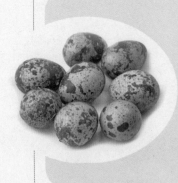

鹌鹑蛋 防止脂质沉积

推荐用量 每天宜摄入 2~3 个

营养成分	热量	胆固醇	脂肪	蛋白质
含量	669 千焦	585 毫克	8.8 克	13.3 克
含量比较	低★☆☆	高★★★	低★☆☆	中★★☆

降脂原理
防止脂质沉积

降脂营养素：维生素 B$_2$

鹌鹑蛋中的维生素 B$_2$ 可促进脂肪的代谢，保护血管，防止脂质的沉积，从而降低血脂，预防动脉粥样硬化。

对预防并发症的益处
预防高脂血症并发肥胖症及脂肪肝

优势营养素：维生素 B$_2$

鹌鹑蛋中的维生素 B$_2$ 还可加速肝脏及血液中脂肪的排出，可以预防高脂血症并发肥胖症及脂肪肝。

降脂这样吃

鹌鹑蛋要煮熟后食用，能保证其所有营养素被人体消化和吸收。

食用禁忌

不要吃未熟的鹌鹑蛋，否则容易引起恶心、呕吐、腹泻等症状。

搭配宜忌

鹌鹑蛋 + 银耳

银耳与鹌鹑蛋同食，有强精补肾、益气养血、健脑强身的功效。对贫血、妇婴营养不良、神经衰弱、血管硬化、心脏病等患者，均有补益作用。常吃能防治老年性疾病。

鹌鹑蛋 + 西蓝花

补脾益胃、益气清肠、补虚健脑。

肥肉

加重血管负担

营养成分	含量	含量比较
热量	3376 千焦	高★★★
蛋白质	2.4 克	低★☆☆
脂肪	88.6 克	高★★★
胆固醇	109 毫克	中★★☆
维生素 A	29 微克	低★☆☆
钙	3 毫克	低★☆☆
磷	18 毫克	低★☆☆
钾	23 毫克	低★☆☆

肥肉中含有大量的脂肪，当人体摄入这些脂肪后，易造成脂质代谢紊乱，其中的一些脂质则在血液中沉淀，加重血管的负担，造成血管硬化或者血管狭窄等症，引发心脑血管疾病，加重高脂血症患者的病情。

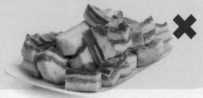

猪肝

易引发高脂血症及冠心病

营养成分	含量	含量比较
热量	540 千焦	低★☆☆
蛋白质	19.3 克	高★★★
脂肪	3.5 克	低★☆☆
糖类	5 克	低★☆☆
胆固醇	288 毫克	高★★★
维生素 A	4972 微克	高★★★
维生素 B_2	2.08 毫克	高★★★
磷	2.08 毫克	高★★★
钾	235 毫克	中★★☆

每 100 克猪肝中含有 288 毫克胆固醇，而高脂血症患者每天的胆固醇摄入量应控制在 200 毫克以下。如果高脂血症患者经常食用猪肝，易形成动脉粥样硬化。

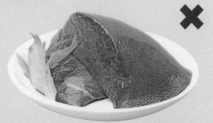

猪蹄 易引起并发症

营养成分	含量	含量比较
热量	1088 千焦	高★★★
蛋白质	15.9 克	低★☆☆
脂肪	11.8 克	中★★☆
糖类	0.6 克	低★☆☆
胆固醇	194 毫克	中★★☆
钾	220 毫克	中★★☆
镁	11 毫克	低★☆☆
磷	176 毫克	中★★☆

猪蹄是高热量、高脂肪的肉食，高脂血症患者若摄入过多热量会使血液中的胆固醇浓度持续升高，并影响其他脏器，最终引发并发症。因此高脂血症患者不宜食用猪蹄。

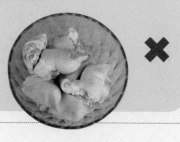

鸡心 加重高脂血症患者病情

营养成分	含量	含量比较
热量	720 千焦	中★★☆
蛋白质	23.6 克	高★★★
脂肪	17 克	中★★☆
糖类	3.2 克	低★☆☆
胆固醇	86 毫克	低★☆☆
钙	32 毫克	低★☆☆
镁	3 毫克	低★☆☆

鸡心中的脂肪富含的饱和脂肪酸可促进胆固醇的吸收，增加血液中胆固醇的含量，导致血脂升高，促进动脉粥样硬化的发生发展及脂肪肝的形成，加重高脂血症患者的病情。

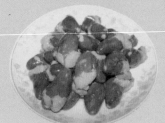

鹅肝 使血液黏稠度增高

营养成分	含量	含量比较
热量	540 千焦	低★☆☆
蛋白质	15.2 克	低★☆☆
脂肪	3.4 克	低★☆☆
糖类	9.3 克	高★★★
胆固醇	285 毫克	高★★★
维生素 A	6100 毫克	高★★★
磷	216 毫克	中★★☆
钾	336 毫克	高★★★

鹅肝是高热量、高脂肪、高胆固醇的食物，其含有的胆固醇和脂肪会产生诸如体重增加、血管"垃圾"增多等诸多不利于高脂血症患者病情控制的影响。

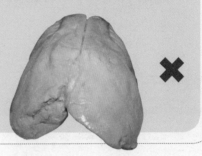

香肠 引发心脑血管疾病

营养成分	含量	含量比较
热量	2125 千焦	高★★★
蛋白质	24.1 克	高★★★
脂肪	40.7 克	高★★★
糖类	11.2 克	中★★☆
胆固醇	82 毫克	高★★★
钙	14 毫克	中★★☆
磷	198 毫克	高★★★
钾	453 毫克	高★★★

香肠是高脂肪、高胆固醇、高盐的食品，高脂肪、高胆固醇会造成血脂升高，形成动脉粥样硬化及引发心脑血管疾病，不利于高脂血症患者控制病情。

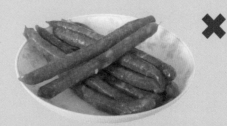

干果类

花生仁

降低血液中的三酰甘油

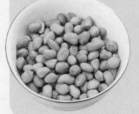

推荐用量 每天宜摄入 20~25 克

营养成分	热量	胆固醇	脂肪	蛋白质
含量	1247 千焦	—	44.3 克	24.8 克
含量比较	高★★★	—	高★★★	高★★★

降脂原理

降低血液中的三酰甘油

降脂营养素：胆碱、卵磷脂

花生仁中所含的胆碱、卵磷脂可以提高高密度脂蛋白水平，从而降低血液中的三酰甘油，预防动脉粥样硬化和心脏病。

对预防并发症的益处

可降低血小板聚集

优势营养素：白藜芦醇

花生仁中含有的一种生物活性很强的天然多酚类物质白藜芦醇，不仅是肿瘤疾病的化学预防剂，也可降低血小板聚集，预防动脉粥样硬化和心脑血管疾病。

降脂这样吃

食用花生仁时不宜去皮，因为花生皮不但能养血、补血，还能使人的头发乌黑靓丽。

搭配宜忌

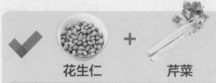

✔ 花生仁 + 芹菜

花生仁和芹菜搭配，有助于降低血脂、血压，是高脂血症、高血压和动脉粥样硬化患者的理想食品。

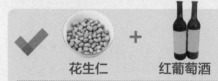

✔ 花生仁 + 红葡萄酒

红葡萄酒中含有阿司匹林的成分，花生仁中含白藜芦醇，二者同吃能预防血栓形成。

食用禁忌

煮花生仁时最好不用铁锅，否则会使花生仁变黑，影响美观。

降脂小厨房

花生酱鸡丝

材料　鸡胸肉 200 克，圆白菜 100 克。

调料　花生酱适量。

做法

1. 鸡胸肉洗净，煮熟，捞出，沥干水分，晾凉，撕成丝；花生酱加水调稀。

2. 圆白菜择洗干净，撕成片，放入微波炉专用碗中，盖上保鲜膜，用竹签扎几个小孔，送入微波炉，中火加热 1 分钟，取出，晾凉。

3. 取盘，放入鸡丝和圆白菜丝，淋入调稀的花生酱即可。

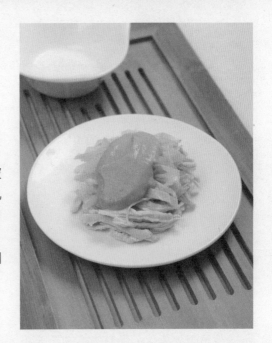

老醋花生

材料　花生仁 50 克。

调料　老醋、香油、盐各适量，植物油 3 克。

做法

1. 老醋、盐和香油放在小碗内对成老醋汁。

2. 炒锅置火上，倒入植物油烧至三四成热，投入花生仁炒至色淡黄且焦脆熟透时，捞出，沥净油分，放在老醋汁中浸约 15 分钟至入味即可。

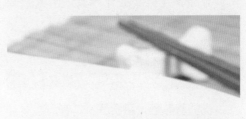

大厨支招　花生仁的红衣含有抗纤溶酶，可防止各种外伤出血、肝病出血、心脑血管疾病等，因此在食用花生仁时不宜把红衣丢弃。

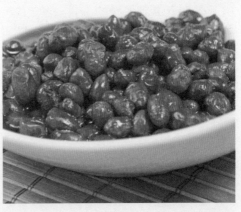

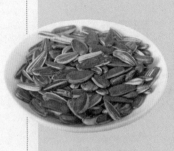

葵花子 避免游离脂肪沉积

推荐用量 每天宜摄入 20 克左右

营养成分	热量	胆固醇	脂肪	蛋白质
含量	2498 千焦	—	49.9 克	23.9 克
含量比较	高★★★	—	高★★★	高★★★

降脂原理
避免游离脂肪及胆固醇在伤口沉积

降脂营养素：亚油酸、维生素 E

葵花子所含的亚油酸可达 70%，有助于降低人体血液胆固醇水平，保护心脑血管健康。葵花子含有的维生素 E 具有扩张血管及抗凝血作用，可避免游离脂肪及胆固醇在伤口沉积。

对预防并发症的益处
能防治高脂血症并发高血压

优势营养素：膳食纤维、钾

葵花子中有大量的膳食纤维和钾，每 7 克的葵花子中就含有 1 克膳食纤维，比苹果的膳食纤维含量比例高得多；其每百克含钾量达 920 毫克。这些物质能防治高脂血症并发高血压、心脏病、缺铁性贫血等。

搭配宜忌

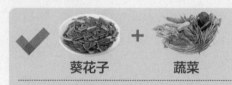

✔ 葵花子 + 蔬菜

葵花子搭配蔬菜食用，有利于促进胃肠蠕动，防治便秘。

食用禁忌

葵花子的热量及脂肪含量均较高，一次不宜食用太多。

降脂这样吃

葵花子最好生食，因为生葵花子的营养成分要远远高于炒葵花子，而且热量也没有炒葵花子高。每天吃些生葵花子，还可以增进消化液分泌，有利于消食化滞，帮助睡眠。

降脂小厨房

牛奶葵花子豆浆

材料 黄豆 50 克，葵花子 20 克，牛奶 100 毫升。

做法

1. 黄豆用清水浸泡 8 ~ 12 小时，洗净。
2. 将黄豆和葵花子倒入全自动豆浆机中，加水至上、下水位线之间，按下"豆浆"键，煮至豆浆机提示豆浆做好，凉至温热后加牛奶搅拌均匀即可。

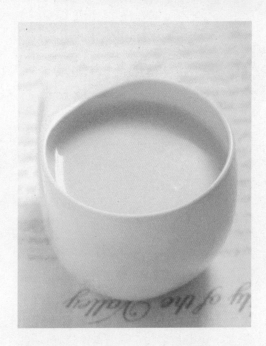

大厨支招 葵花子生熟都可以。

黑芝麻葵花子汤圆

材料 糯米粉 300 克，黑芝麻 50 克，葵花子 30 克。

调料 猪板油、白糖、麦芽糖各适量。

做法

1. 猪板油切末，猪板油末中加入葵花子、黑芝麻、白糖、麦芽糖制成馅料。
2. 糯米粉加水和成面团，制成剂子。糯米面团剂子中包入馅料，制成球形。锅中倒适量清水烧沸，将汤圆放入沸水锅中，煮至熟透即可。

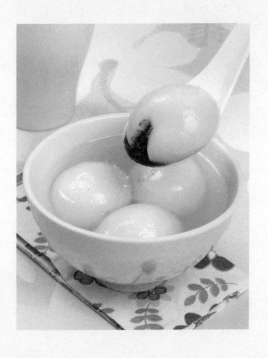

大厨支招 汤圆不好消化，每次不宜多食。

核桃仁

降低血液中的三酰甘油

推荐用量 每天宜摄入 20 克左右

营养成分	热量	胆固醇	脂肪	蛋白质
含量	1372 千焦	—	58.8 克	14.9 克
含量比较	高★★★	—	高★★★	高★★★

降脂原理

降低血液中的三酰甘油

降脂营养素：不饱和脂肪酸、锌、锰

核桃油含有不饱和脂肪酸，可降低血液中胆固醇和三酰甘油的含量，还可去除附着在血管上的胆固醇，具有清洁血液的作用。核桃仁所含的锌、锰，可使血管保持弹性，促进脂类代谢，预防心脑血管疾病。

对预防并发症的益处

减少对葡萄糖的过多吸收

优势营养素：ω-3 脂肪酸

核桃仁含有的多不饱和 ω-3 脂肪酸，有助于身体处理 II 型糖尿病早期阶段的胰岛素抵抗问题，减少对葡萄糖的过多吸收，对预防高脂血症并发糖尿病有很大益处。

降脂这样吃

核桃仁表面的褐色薄皮含有丰富的营养，食用时不要剥掉这层皮。

搭配宜忌

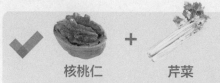

核桃仁 ＋ 芹菜

芹菜富含膳食纤维和维生素，核桃仁富含植物蛋白和油脂，二者的营养成分可以相互补充，使人体获得更全面的营养，还可润发、明目、养血。

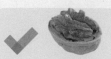 ＋

核桃仁 ＋ 荸荠

荸荠有清热泻火、通便解毒的功效。核桃仁味甘性温，能补肾润肠，促进消化。

食用禁忌

核桃仁火气大，含油脂多，吃多了会上火、恶心，正在上火、腹泻的人不宜吃。

降脂小厨房

松仁核桃紫米粥

材料　紫米 100 克，松子仁 10 克，核桃
　　　　仁 10 克。

做法

1. 紫米淘洗干净，用水浸泡约 3 小时；
   核桃仁洗净掰碎。
2. 锅置火上，放入清水与紫米，大火煮
   沸后改小火煮至粥稠，加入核桃仁碎、
   松子仁与冰糖，小火熬煮约 20 分钟
   至材料熟烂即可。

大厨支招　吃新鲜核桃的时候，容易
在手上留下核桃皮残留的渍色，剥几
颗葡萄，用葡萄皮在手指上来回摩擦，
不知不觉渍色就会消除。

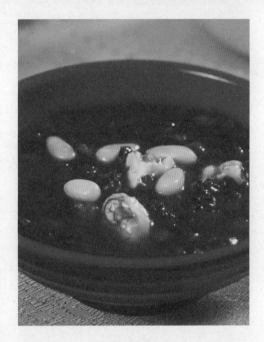

核桃鸡丁

材料　鸡胸肉 200 克，核桃仁 10 克，枸
　　　　杞子 10 克，西蓝花 100 克。

调料　料酒 10 克，盐 3 克。

做法

1. 鸡胸肉去皮，洗净，切丁，加少许料
   酒、盐，拌匀后腌 15 分钟左右；核
   桃仁炒熟；枸杞子洗净；西蓝花洗净，
   切小朵，用开水焯烫备用。
2. 炒锅置火上，倒入植物油烧热，下腌
   渍后的鸡胸肉炒至变色，放入核桃仁、
   西蓝花、枸杞子，加盐炒匀即可。

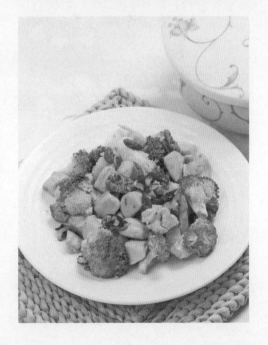

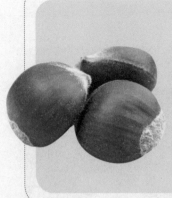

板栗 降低血液胆固醇

推荐用量 每天宜摄入 5 个

营养成分	热量	胆固醇	脂肪	蛋白质
含量	774 千焦	—	1.5 克	4.8 克
含量比较	中★★☆	—	低★☆☆	低★☆☆

降脂原理

降低血液胆固醇，增加血管弹性

降脂营养素：不饱和脂肪酸、维生素及矿物质

板栗中所含的不饱和脂肪酸、维生素及矿物质，能够降低血液胆固醇，增加血管弹性，具有降低血脂、预防高血压、冠心病、动脉粥样硬化及骨质疏松的功效。

对预防并发症的益处

能防治高脂血症并发高血压、冠心病

优势营养素：不饱和脂肪酸、维生素、矿物质

板栗中含有的不饱和脂肪酸和维生素、矿物质，对防治高脂血症并发高血压、冠心病、动脉粥样硬化、骨质疏松等症有一定帮助。

搭配宜忌

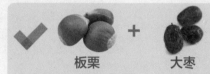

板栗 + 大枣

板栗与大枣同食，具有健脾益气、养胃健脑、补肾强筋的功效。

食用禁忌

板栗发霉变质后不要食用，否则会引起中毒。

降脂这样吃

可以吃炒熟的板栗，也可做成板栗烧鸡块。板栗强身健体、坚固骨骼，鸡肉里含有大量氨基酸和钙质，对于提升筋骨和牙齿的坚硬度都很有益处。

降脂小厨房

栗子焖仔鸡

材料　净仔鸡1只（约400克），板栗5个（约25克）。

调料　葱花、姜片、酱油、料酒、盐各适量，植物油4克。

做法

1. 净仔鸡洗净，斩块，入沸水中焯透，捞出；板栗洗净，去壳，取肉。

2. 炒锅置火上，倒入植物油，待油温烧至七成热，加葱花、姜片炒香。

3. 倒入鸡块和板栗翻炒均匀，加酱油、料酒和适量清水大火煮沸，转小火焖至鸡块熟透，用盐调味即可。

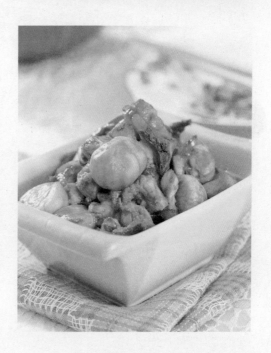

栗子米豆浆

材料　黄豆50克，栗子、大米各20克，冰糖10克。

做法

1. 黄豆用清水浸泡10~12小时，洗净；大米淘洗干净；栗子去壳取肉，切小块。

2. 将黄豆、大米和栗子倒入全自动豆浆机中，加水至上、下水位线之间，煮至豆浆机提示豆浆做好，过滤后加冰糖搅拌至化开即可。

大厨支招　板栗不宜食用太多，生吃太多不易消化，熟吃太多容易滞气。

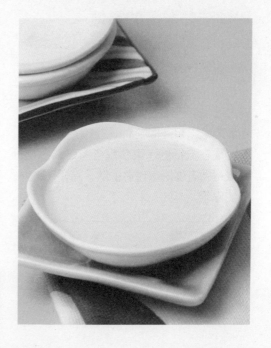

其他类

醋 消耗体内脂肪

推荐用量 每天宜摄入 20~40 克

营养成分	热量	胆固醇	脂肪	蛋白质
含量	130 千焦	—	0.3 克	2.1 克
含量比较	低★☆☆	—	低★☆☆	低★☆☆

降脂原理

使体内过多的脂肪转变为体能消耗掉

醋具有软化血管的作用，可以降血脂，防止心脑血管疾病的发生，还可使体内过多的脂肪转变为体能消耗掉，并促进糖和蛋白质的代谢。

对预防并发症的益处

使食物的血糖指数降低

优势营养素：有机酸、钾

醋中的有机酸能够促进糖尿病患者体内糖类的排出，使患者体内食物的血糖指数降低，起到抑制血糖上升的作用。另外，现在流行的水果醋里含有矿物质钾，可以帮助身体排出过剩的钠，有预防高血压的作用。

降脂这样吃

醋无论怎么烹调都有降低胆固醇的功效，百无禁忌，安全可靠，高脂血症患者可以采取各种方法来食用。

搭配宜忌

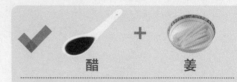

✔ 醋 + 姜

醋可促进食欲，帮助消化，而姜又可健胃消食，二者合用可以有效缓解恶心、呕吐的症状。

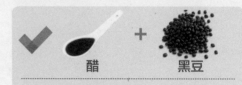

✔ 醋 + 黑豆

醋中的柠檬酸能软化血管，降血脂，黑豆中的不饱和脂肪酸能有效地降低胆固醇，降低血脂。

食用禁忌

不宜空腹喝醋，否则会刺激胃酸分泌过多，伤害胃壁。

降脂小厨房

醋熘土豆丝

材料　土豆200克。

调料　醋、盐、花椒粒、干红辣椒各适
　　　　量，植物油4克。

做法

1. 土豆洗净去皮，切细丝，放入凉水中
   浸泡10分钟，沥干水分。
2. 锅置火上，倒入植物油，待油烧至五
   成热，下花椒粒炸至表面开始变黑，
   捞出，放入干红辣椒炸出香味，加土
   豆丝翻炒至熟，用醋、盐调味即可。

大厨支招　表皮光滑圆润的土豆比较
紧实、脆，适合炒着吃。

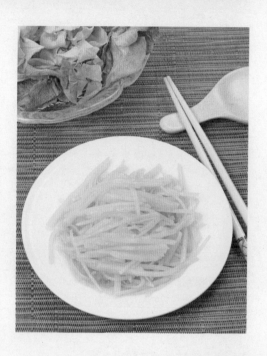

醋熘白菜

材料　白菜帮500克。

调料　盐3克，醋15克，葱末、干辣椒
　　　　各5克，植物油5克，花椒1克。

做法

1. 白菜帮洗净，切条。
2. 小碗内放盐、醋、葱末，水调成料汁。
3. 炒锅置火上，倒油烧热，将花椒入锅
   先煸一下取出，再放入干辣椒炸至呈
   褐红色时，放入白菜，调入料汁，用
   大火炒熟即可。

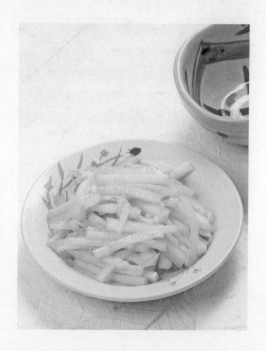

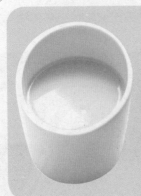

豆浆 抑制胆固醇形成

推荐用量 每天宜摄入 250 克左右

营养成分	热量	胆固醇	脂肪	蛋白质
含量	66.9 千焦	—	0.7 克	1.8 克
含量比较	低 ★☆☆	—	低 ★☆☆	低 ★☆☆

降脂原理

减缓胆固醇的生成

降脂营养素：铁、钙

豆浆中所含的镁、钙元素能明显抑制胆固醇形成，降低血脂黏稠度。

对预防并发症的益处

降血压，防癌症

优势营养素：豆固醇、钾、镁

豆浆中所含的豆固醇和钾、镁可以控制引起血压升高的钠的数量，所以有防治高血压的作用；豆浆含有大量膳食纤维，能有效阻止糖的过量吸收，有防治糖尿病的作用；豆浆中的蛋白质和硒、钼等都有很强的抑癌和治癌能力，特别对胃癌、肠癌、乳腺癌有效。

降脂这样吃

除了可以制成纯豆浆外，还可以添加适当的蔬菜、水果、坚果等，既能补充营养，还能丰富口感。

搭配宜忌

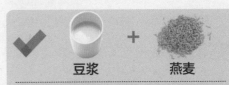

✔ 豆浆 ＋ 燕麦

燕麦含有的亚油酸，能够降低胆固醇的升高，常吃有利于稳定血脂。

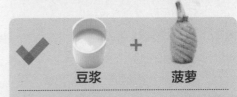

✔ 豆浆 ＋ 菠萝

豆浆含有镁、钙及优质蛋白质，可防治高脂血症和冠心病；菠萝含有类黄酮成分，可去除血液中多余的脂质。

食用禁忌

生豆浆里含有皂素、胰蛋白酶抑制剂等有害物质，如果没有煮熟饮用，容易发生呕吐、腹泻等中毒症状。

降脂小厨房

菠萝豆浆

材料 菠萝（去皮）200 克，豆浆 300
克，淡盐水适量。

做法

1. 菠萝肉切小块，放淡盐水中浸泡约 15
分钟，捞出冲洗一下。
2. 把菠萝块和豆浆一同放果汁机里搅
打即可。

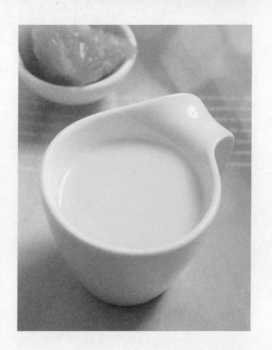

大厨支招 菠萝和豆浆都有很好的降
脂功效，搭配食用，适合高脂血症患
者常食，有利于稳定血脂。

板栗燕麦豆浆

材料 黄豆 60 克，熟板栗 50 克，燕麦
片 20 克。

做法

1. 黄豆用清水浸泡 8~12 小时，洗净；
熟板栗去壳、皮，切小块。
2. 将全部材料倒入全自动豆浆机中，加
水至上、下水位线之间，按下"豆浆"
键，煮至豆浆机提示豆浆做好，过滤
后倒入杯中即可。

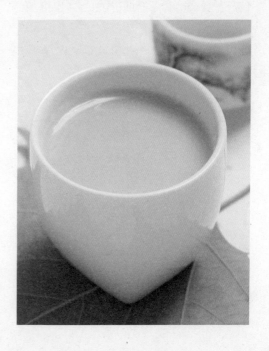

大厨支招 豆浆烧沸后，还可以根据
自己的口味添加适量的白糖或者冰糖。

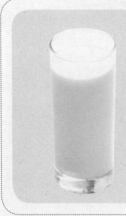

牛奶

帮助人体燃烧脂肪

推荐用量 每天宜摄入 300 克左右

营养成分	热量	胆固醇	脂肪	蛋白质
含量	225.7 千焦	15 毫克	3.2 克	3.0 克
含量比较	低★☆☆	低★☆☆	低★☆☆	低★☆☆

降脂原理

提高人体消化脂肪和糖类的能力

降脂营养素：钙

牛奶富含钙，能活化人体内的脂肪消化酶，有助于提高人体消化脂肪和糖类的能力，还能帮助人体燃烧脂肪，促进机体产生更多能降解脂肪的酶。牛奶中特有的乳清酸可降低血液中胆固醇的含量，并通过提高蛋白质水平和降低心肌张力来保护心脏。

对预防并发症的益处

有效降血压

优势营养素：钾、镁

牛奶是高钙食物，还含钾、镁，有很好的降压功效。

降脂这样吃

牛奶食用时最好不要高温（超过60 ℃）加热，以免破坏所含的营养成分，使降脂功效打折。

搭配宜忌

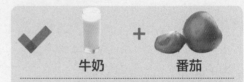

✔ 牛奶 + 番茄

牛奶中的钙能活化人体内的脂肪消化酶，帮助人体燃烧脂肪；番茄富含丰富的膳食纤维，搭配食用可以加速脂肪的燃烧。

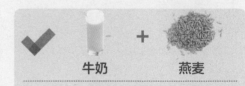

✔ 牛奶 + 燕麦

牛奶中的乳酸菌可以促进脂肪代谢，稳定血脂；燕麦含有亚油酸，能够抑制胆固醇升高。

食用禁忌

牛奶不宜空腹饮用，最好先吃些东西，以降低乳糖浓度。

降脂小厨房

牛奶豆浆

材料　黄豆 80 克，牛奶 250 克。
调料　白糖 5 克。
做法

1. 黄豆用清水浸泡 10~12 小时，洗净。
2. 把浸泡好的黄豆倒入全自动豆浆机中，加水至上、下水位线之间，煮至豆浆机提示豆浆做好，依个人口味加白糖调味，倒入牛奶搅拌均匀后饮用即可。

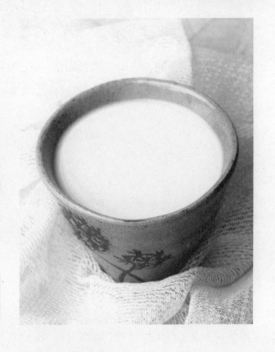

大厨支招　牛奶不宜用铜器加热，因为铜会破坏牛奶中的营养素。

牛奶燕麦粥

材料　牛奶 1 袋（约 250 克），燕麦片 50 克。
做法

1. 燕麦片放清水中浸泡 30 分钟。
2. 锅置火上，倒入适量清水大火烧开，加燕麦片煮熟，关火，再加入牛奶拌匀。

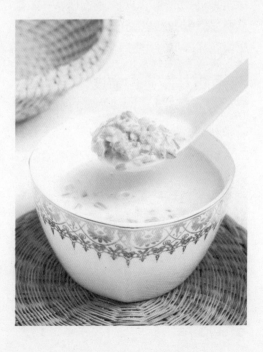

大厨支招　牛奶和燕麦都有降脂作用，搭配食用，会增加降脂的功效，适合高脂血症患者常食。

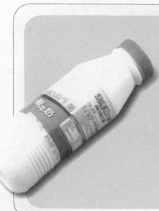

酸奶 加速低密度脂蛋白降解

推荐用量 每天宜摄入 250 克左右

营养成分	热量	胆固醇	脂肪	蛋白质
含量	300 千焦	15 毫克	2.7 克	2.5 克
含量比较	低★☆☆	低★☆☆	低★☆☆	低★☆☆

降脂原理

有利于新陈代谢，加速低密度脂蛋白降解

降脂营养素：钙

研究表明，多喝酸奶可以促进新陈代谢，还可降脂。另外，酸奶中的乳酸菌属于益生菌，有助于钙的吸收利用。酸奶中含有较多的钙，可对抗高血压，并加速低密度脂蛋白胆固醇的降解，有助于降低动脉粥样硬化的发生率。

对预防并发症的益处

提高免疫力，防御癌症

优势营养素：乳酸菌

酸奶中的乳酸菌有助于增强免疫系统的功能。一些研究显示，酸奶能抑制肠道腐败菌的生长，还含有可抑制体内合成胆固醇还原酶的活性物质，又能刺激机体免疫系统，有效地防御癌症。

搭配宜忌

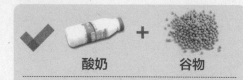

酸奶　　　　谷物

酸奶中的乳酸菌，可以促进肠胃蠕动，降低血脂；谷物也具有降低血脂的作用。

食用禁忌

如果在空腹状态下饮用酸奶，很容易刺激胃肠道排空，酸奶中的营养来不及被彻底消化吸收就被排出。饭后喝则可减少刺激，让酸奶在胃中被慢慢吸收。

降脂这样吃

酸奶和苹果搭配，会让矿物质和维生素更丰富，还能改善动脉粥样硬化。

降脂小厨房

五谷酸奶豆浆

材料　黄豆50克，大米、小米、小麦
仁、玉米各15克，酸奶200克。

做法

1. 黄豆及小麦仁用清水浸泡8~12小时，
洗净；大米、小米、玉米淘洗干净，
用清水浸泡2小时。

2. 将上述食材一同倒入全自动豆浆机中，
加水至上、下水位线之间，按下"豆
浆"键，煮至豆浆机提示豆浆做好，
过滤后放凉，加入酸奶搅拌均匀即可。

大厨支招　要等豆浆放凉，至少要温
热不烫时候才可以加入酸奶。根据个
人喜好添加白糖或者冰糖。

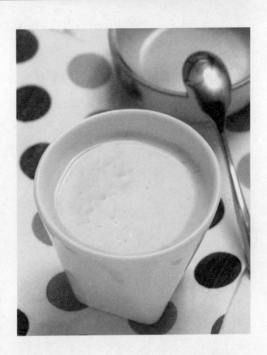

草莓橘子酸奶

材料　草莓50克，橘子100克，酸奶
300克。

做法

1. 草莓去蒂，洗净，切丁；橘子去皮，
去子，切小块。

2. 将草莓、橘子和酸奶一同放入榨汁机
中打匀即可。

大厨支招　吃橘子时很多人习惯将橘
络扔掉，其实橘络有生津止渴、祛痰
止咳的功效，最好一起食用。

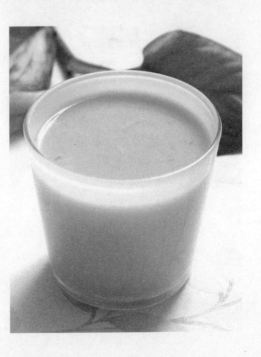

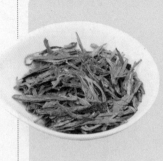

绿茶 加速脂肪燃烧

推荐用量 每天宜摄入 5 克左右

营养成分	热量	胆固醇	脂肪	蛋白质
含量	1371 千焦	—	2.3 克	34.2 克
含量比较	高★★★	—	高★★★	高★★★

降脂原理

促进脂肪燃烧

降脂营养素：儿茶酚

绿茶中的儿茶酚能有效维持血液畅通，降低血液中胆固醇和中性脂肪的含量。此外，绿茶中的咖啡因能促进脂肪的燃烧。

对预防并发症的益处

保护肾脏，预防心脑血管疾病

优势营养素：咖啡因

茶叶中的咖啡因可刺激肾脏，促使尿液迅速从体内排出，提高肾脏的滤出率，减少有害物质在肾脏中的滞留时间。茶多酚能减少血管内壁脂肪沉积，防治血管平滑肌细胞增生后形成动脉粥样硬化斑块，预防心脑血管病。

降脂这样吃

冲泡绿茶时，水温控制在80~90℃。温度太高会破坏茶叶中的维生素 C，影响降脂功效。

搭配宜忌

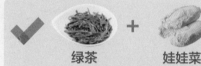

✔ 绿茶 + 娃娃菜

绿茶中的茶多酚能够降低胆固醇的吸收；娃娃菜富含丰富的膳食纤维，也能减少胆固醇的吸收。

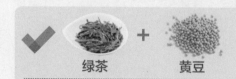

✔ 绿茶 + 黄豆

绿茶所含的茶多酚有很强的抗氧化性，有阻断脂质过氧化反应、消除活性氧的作用；黄豆中的大豆蛋白和豆固醇能够降低血脂和胆固醇。

食用禁忌

无论用茶壶、茶杯还是其他茶具沏泡绿茶，都不要让绿茶久泡。

降脂小厨房

绿茶豆浆

材料 黄豆 80 克，绿茶 5 克。
做法
1. 黄豆洗净，用清水浸泡 10~12 小时。
2. 将黄豆和绿茶倒入全自动豆浆机中，加水至上、下水位线之间，煮至豆浆机提示豆浆做好，过滤后即可。

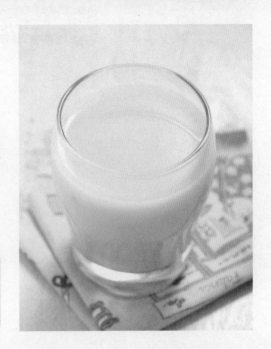

大厨支招 绿茶和豆浆都有降脂的功效，搭配食用，降脂功效会有所增加，适合高脂血症患者常食。

茶叶粥

材料 大米 100 克，茶叶 10 克。
调料 白糖适量。
做法
1. 茶叶用纱布包好；大米淘洗干净，备用。
2. 锅置火上，放入适量清水，将茶包放入锅中，泛出茶色时，将茶包取出。
3. 将洗净的大米倒入锅中，用大火煮沸，再转小火煮 30 分钟，米烂时撒入白糖，撒上茶叶，搅匀即可。

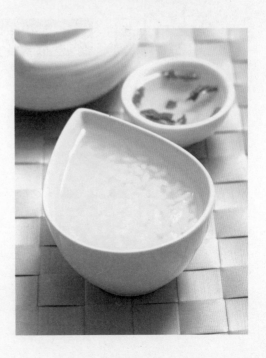

大厨支招 食用大量油腻食品者，可以喝茶叶粥来解腻。

黄油

易引起动脉粥样硬化

营养成分	含量	含量比较
热量	3715 千焦	高★★★
蛋白质	1.4 克	低★☆☆
脂肪	98 克	高★★★
胆固醇	296 毫克	高★★★
钙	35 微克	中★★☆
磷	8 毫克	低★☆☆
钾	39 毫克	低★☆☆

黄油是高热量、高脂肪、高胆固醇的一种食品，高脂血症患者食用后会加重脂类代谢紊乱，使脂肪沉积在血管壁上，引起动脉粥样硬化，增加并发糖尿病、高血压、冠心病等心脑血管疾病的概率。

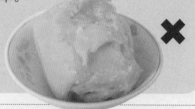

猪油

易导致动脉粥样硬化

营养成分	含量	含量比较
热量	3460 千焦	高★★★
脂肪	88.7 克	高★★★
糖类	7.2 克	中★★☆
胆固醇	110 毫克	高★★★
维生素 A	89 微克	低★☆☆
维生素 E	21.83 毫克	中★★☆
磷	10 毫克	低★☆☆

猪油中饱和脂肪酸和胆固醇含量较高，高脂血症患者食用过多易导致动脉粥样硬化，还可引发糖尿病、高血压、冠心病等心脑血管并发症。

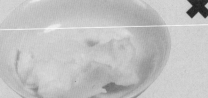

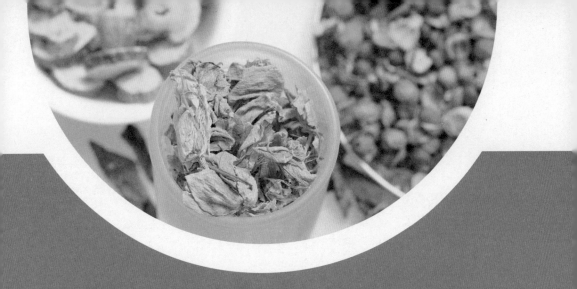

第三章

中药服用宜忌

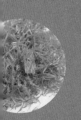

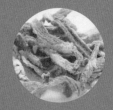

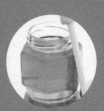

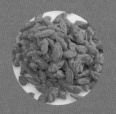

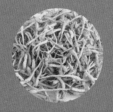

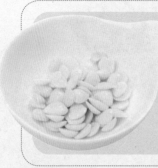

杏仁
延缓胆酸和脂肪的结合

性味归经　性微温，味苦；归肺、大肠经
推荐用量　每天宜摄入 5~10 个

降脂原理
延缓胆酸和脂肪的结合

降脂营养素：单不饱和脂肪酸、黄酮类、多酚类、膳食纤维

杏仁含有的单不饱和脂肪酸、黄酮类和多酚类成分可以有效控制人体内胆固醇的含量；其含有的膳食纤维可延缓胆酸和脂肪的结合，减少胆固醇的吸收，降低血脂。

对预防并发症的益处
能显著降低心脏病的发病危险

优势营养素：单不饱和脂肪酸、黄酮类、多酚类

杏仁含有的单不饱和脂肪酸、黄酮类和多酚类成分不仅可以有效控制人体内胆固醇的含量，还能显著降低心脏病和多种慢性病的发病危险，对高脂血症并发心脏病有很好的预防作用。

选择宜忌
✔ 杏仁表面呈黄棕色至深棕色，一端尖，另一端钝圆、肥厚。

搭配宜忌

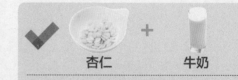

杏仁　　　　　　牛奶

杏仁与牛奶搭配食用，有加强润肤美容的功效，适合爱美的女性食用。

保存宜忌
✔ 杏仁可存放在冰箱里，要密实封装，防止受潮而引起霉变。

食用禁忌
杏仁有苦、甜之分，甜杏仁可以作为食品；苦杏仁一般用来入药，并有微毒，不能多吃。

小偏方巧治病
将陈皮、杏仁与等量的冰糖分别研碎，混合均匀，早晚各服 10 克，可用于调理急性支气管炎。

降脂美味药膳

草莓杏仁奶

材料　草莓 200 克，杏仁 50 克，牛奶
　　　　150 毫升。

做法

1. 草莓洗净，切小块；杏仁洗净，切碎。
2. 将上述材料和牛奶一起放入果汁机中
　搅打均匀即可。

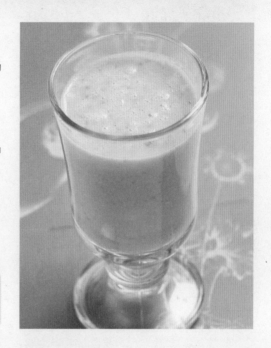

药膳功效　杏仁可减少胆固醇的吸收；
草莓可加速血清中三酰甘油的降解。

糙米花生杏仁糊

材料　糙米 50 克，熟花生仁 15 克，杏
　　　　仁 10 克，冰糖 15 克。

做法

1. 糙米淘洗干净，用清水浸泡 2 小时。
2. 将糙米、熟花生仁、杏仁倒入全自动
　豆浆机中，加水至上、下水位线之间，
　按下"米糊"键，煮至豆浆机提示米
　糊做好，加入冰糖搅至化开即可。

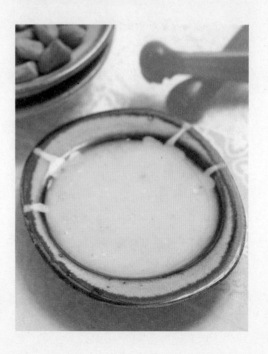

药膳功效　花生中含有丰富的蛋白质
和维生素，具有降血压、降血脂的功
效，也有助于睡眠。

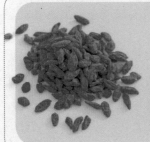

枸杞子

抑制脂肪沉积

性味归经 性平，味甘；归肝、肾经
推荐用量 每天宜摄入 6~15 克

降脂原理

抑制脂肪在肝细胞内沉积

枸杞子可降低血液中的胆固醇，具有防止动脉粥样硬化的作用。还有抑制脂肪在肝细胞内沉积、促进肝细胞新生的作用。

对预防并发症的益处

增加胰岛素敏感性

优势营养素：枸杞多糖

枸杞子中丰富的多糖可通过改善胰岛 β 细胞功能，增加胰岛素敏感性及肝糖原的储备，降低血糖水平，还可防止餐后血糖升高，提高糖耐量。

选择宜忌

✔ 选略带紫色的、没有刺激性气味的为佳。

小偏方巧治病

将枸杞子 9 克、菊花 5 克洗净，加适量热水冲泡即可，代茶饮用，可反复冲泡。可益精明目，清热。

搭配宜忌

 +

枸杞子 **菊花**

枸杞子与菊花泡水可明目安神，适合于用眼过度的人群，尤其是电脑族。

 +

枸杞子 **榛子仁**

榛子仁与枸杞子同食，能起到养肝益肾、明目丰肌的效果，体虚、视力昏花的高脂血症患者可以经常食用。

保存宜忌

✔ 将枸杞子装在密封袋中，放置在冰箱或其他的冷藏设备中保存。

食用禁忌

正在感冒发烧、有炎症、腹泻的人忌食。

降脂美味药膳

枸杞鸡腿

材料　鸡腿 200 克，枸杞子 15 克，人参 8 克。

调料　葱花、姜末各 5 克，料酒、酱油各 10 克，盐 3 克。

做法

1. 将人参洗净，泡 2 小时，切薄片，继续放入泡人参的水中；鸡腿洗净，去皮，沸水焯烫，洗去血沫。

2. 锅中倒入人参片和泡人参的水，加入鸡腿、料酒、酱油、葱花、姜末，大火烧开，加入枸杞子，转小火煮至肉烂加盐即可。

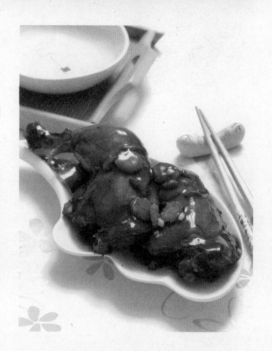

桑葚枸杞饭

材料　桑葚 50 克，大米 80 克，枸杞子 10 粒。

做法

1. 桑葚清洗干净，去蒂；大米淘洗干净；枸杞子洗净。

2. 把桑葚、大米、枸杞子一同倒入电饭锅中，倒入没过两个指腹的清水，盖上锅盖，蒸至电饭锅提示米饭蒸好即可。

药膳功效　桑葚子中含有的脂肪酸主要由亚油酸和油酸组成，具有防止血管硬化、降低血脂、分解脂肪等作用。

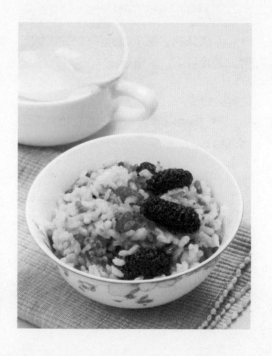

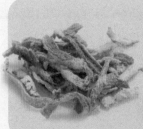

陈皮

消脂减肥

性味归经 性温，味辛、苦；归脾、胃、肺经
推荐用量 每天 5~10 克

降脂原理

促进消化

降脂营养素：橙皮苷

陈皮中含有大量挥发油、橙皮苷等成分，它所含的挥发油对胃肠道有温和刺激作用，可促进消化液的分泌，加速消化，减缓脂肪堆积。

对预防并发症的益处

降血压

中医认为，陈皮有疏肝理气的功效，可以调理肝阳，降血压。

选择宜忌

✔ 陈皮以薄而大、色黄、香气浓郁者为佳。

小偏方巧治病

将枸杞子 10 克、陈皮 3 克放两层纱布袋内，与桂圆肉 10 个一起放锅内加水，小火煮沸约 30 分钟盛出，凉温后加蜂蜜饮用。每天下午 1 次。

搭配宜忌

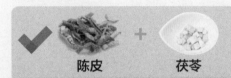

✔ 陈皮 + 茯苓

陈皮性温，具有温胃散寒、理气健脾、燥湿化痰、止呕之效，适合胃部胀满、消化不良、咳嗽多痰、食欲缺乏之人食用；茯苓药性平和，利水而不伤正气，是利水渗湿之药。此方可化痰降脂、健脾燥湿。

保存宜忌

✔ 将陈皮密闭放在干燥处保存，防蛀防霉。

食用禁忌

陈皮对药酶有影响，正在服药的人最好不要多吃陈皮。

降脂美味药膳

生姜陈皮水

材料 生姜、陈皮各 10 克。

做法

1. 将生姜、陈皮分别洗净，切成丝。
2. 生姜和陈皮入锅内，放适量水烧开，煮 10 分钟即可。

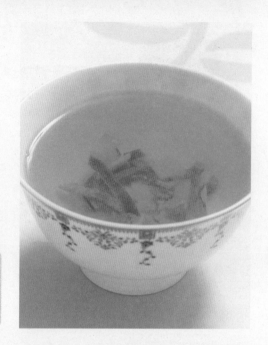

药膳功效 陈皮能促进肠胃消化，减缓脂肪沉积的速度，煮成水喝，有降脂的功效。

山楂皮芽粥

材料 大米 100 克，麦芽 30 克，山楂 15 克，陈皮 5 克。

做法

1. 麦芽、陈皮洗净；大米淘洗干净，用水浸泡 30 分钟；山楂洗净，去核，切块。
2. 锅中加水烧开，放入麦芽、陈皮，大火煮 20 分钟。放入大米煮开，加入山楂块，小火熬煮成粥即可。

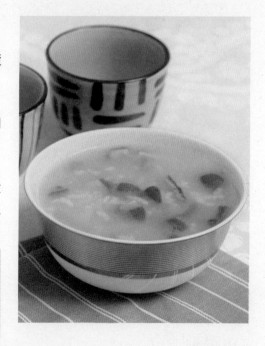

药膳功效 山楂中含的大量维生素 C、黄酮类物质、槲皮苷等，可降低血清胆固醇浓度，又可舒张血管，有利于血管健康。

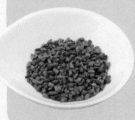

决明子 抑制胆固醇吸收

性味归经 性微寒，味甘、苦；归肝、大肠经
推荐用量 每天宜吃 4~6 克

降脂原理

降低血清胆固醇和三酰甘油

降脂营养素：芦荟大黄素、大黄素

决明子中含有芦荟大黄素、大黄素等，这些成分有促进肠道蠕动、抑制胆固醇吸收的作用。另外，研究发现决明子还能抑制胆固醇升高和动脉粥样硬化斑块的形成。

对预防并发症的益处

抗肝毒，调理脂肪肝

决明子有保肝和抗肝毒的作用，能够降低肝脏中三酰甘油的含量，对脂肪肝有一定的治疗效果。另外，常饮决明子茶，能够使血压恢复正常水平，起到降压的效果。

选择宜忌

✔ 颗粒饱满、色淡黄者为佳。

小偏方巧治病

枸杞子 10 克，菊花 3 克，决明子 10 克。将枸杞子、菊花、决明子一同放入较大的有盖杯中，用沸水冲泡，加盖闷 15 分钟后开始饮用，有降压降脂的功效。

搭配宜忌

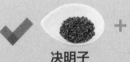 +

✔ 决明子 菊花

决明子和菊花搭配治风热上攻、头痛目赤、视物昏花、目暗不明。

✔ 决明子 粳米

明子和粳米煮粥，可用蜂蜜调味，适用于高血压病、高脂血症，以及习惯性便秘等。

保存宜忌

✔ 用密封袋包装，放干燥、阴凉处，注意防虫蛀。
✘ 不密封放阴湿环境里。

食用禁忌

决明子不宜长期服用，因为决明子主要含有芦荟大黄素、大黄素等化合物，长期服用可引起肠道病变。

降脂美味药膳

决明子绿茶

材料 决明子 4 克，绿茶 6 克。

做法

将决明子用小火炒至香气溢出时取出，候凉。将炒好的决明子、绿茶同放杯中，冲入沸水，浸泡 3 ~ 5 分钟后即可饮服。数次冲水直到味淡为止。

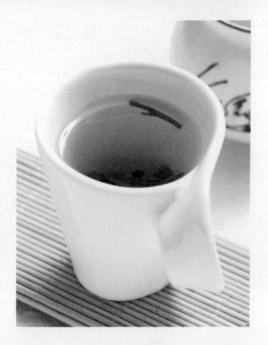

药膳功效 此茶清凉润喉，口感适宜，具有清肝泻火、养阴明目、润肠通便、降脂降压的功效，适用于高血压、高血脂、大便秘结、视物模糊等病症。

决明菊花粥

材料 决明子 20 克，菊花 10 克，粳米 100 克。

做法

1. 将决明子炒至微香，与菊花同入砂锅。
2. 加水煎，取汁，加入粳米煮成稀粥。

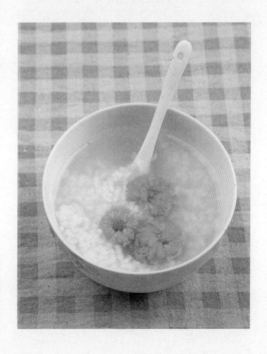

药膳功效 决明子含有大黄素，可以促进肠胃蠕动，抑制胆固醇的吸收，做成粥适合高脂血症患者长期食用。

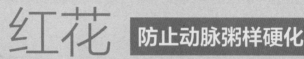

红花 防止动脉粥样硬化

性味归经 性温，味辛；归心、肝经
推荐用量 每次 3 克左右

降脂原理

减缓胆固醇的沉积

降脂营养素：红花苷、棕榈酸、月桂酸和维生素 E

红花含有红花苷、棕榈酸、月桂酸和维生素 E 等，有降血脂、降胆固醇、防止动脉粥样硬化的作用。

对预防并发症的益处

增加血液循环、调节心脏功能

优势营养素：亚油酸

红花种子油中含有较高的亚油酸，有防止动脉粥样硬化、增加血液循环、调节心脏和内分泌系统的效果。

选择宜忌

✔ 色泽鲜亮。

✘ 颜色发暗，有黑斑，味道刺鼻或有霉味。

小偏方巧治病

桃仁 15 克，红花 10 克，粳米 100 克。先将桃仁捣烂如泥，与红花一起煎煮，去渣取汁，与粳米煮为稀粥，加红糖调味。可活血化瘀、调节血脂。

搭配宜忌

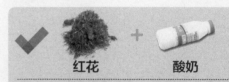

✔ 红花 + 酸奶

红花和酸奶搭配，能促进肠胃蠕动，消除体内"垃圾"，提高免疫力。

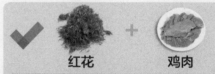

✔ 红花 + 鸡肉

红花有活血润燥、止痛散肿的功效，与蛋白质、矿物质丰富的鸡肉搭配食用，还可理气补血，降低血脂。

保存宜忌

✔ 置通风干燥处，防潮，防蛀。

食用禁忌

养血、和血宜少用，活血祛瘀宜多用，但每日服用均不宜超过 5 克。

降脂美味药膳

红花炒鸡蛋

材料 红花3克，鸡蛋2个。

做法

1. 将鸡蛋冲洗，磕入碗中，搅散。红花略冲洗，放入搅开的鸡蛋液中，拌匀。

2. 不锈钢炒锅置火上，放适量油烧热后，倒入红花鸡蛋液，炒熟即可，不用加盐。

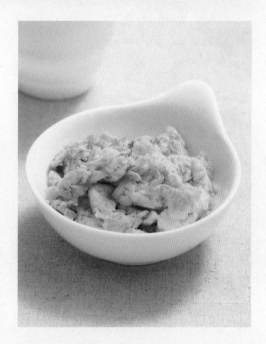

药膳功效 红花具有降血脂、降胆固醇、防止动脉粥样硬化的作用，所以这款菜适合高脂血症患者食用。

山楂红花酒

材料 山楂8颗，红花15克，白酒300克。

做法

将山楂、红花洗净沥干，一起放入白酒中浸泡1周，注意每隔一天摇晃一次。每次服用20～30克，每日2次。

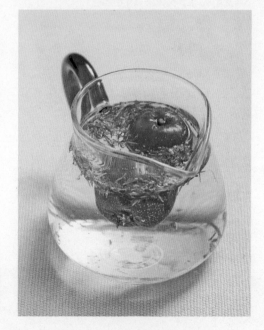

药膳功效 活血化瘀，预防动脉粥样硬化。

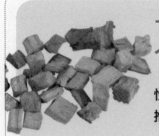

葛根

降低三酰甘油含量

性味归经 性凉，味甘、辛；归肺、脾、胃经

推荐用量 每日 9~15 克

降脂原理

降低血清胆固醇含量

降脂营养素：黄酮类化合物

葛根所含的黄酮类化合物有降血脂的作用，能降低血清胆固醇、三酰甘油含量。对治疗糖尿病、高脂血症有一定疗效。此外，葛根还含有多种矿物质，如铁、钙、硒、锗等，也对降血脂有很好的效果。

对预防并发症的益处

使外周血管阻力下降，降压

优势营养素：葛根素

葛根所含的葛根素能使动物的血压降低。现代研究表明，葛根所含有的降压成分能扩张冠状动脉和脑血管，增加冠状动脉血流量和脑血流量，使外周血管阻力下降而降压。

选择宜忌

✔ 干品葛根宜选择呈长圆柱形的，药材多纵切或斜切成板状厚片，以质硬而重、色白、粉性足、纤维少者为佳。

搭配宜忌

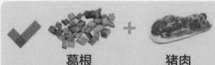

✔ 葛根 ＋ 猪肉

搭配食用，对改善因冠心病出现的眩晕、头痛、肢体麻木等症状及冠心病导致的心绞痛有一定效果。

保存宜忌

✔ 葛根适宜放在通风干燥处，防蛀。

食用禁忌

因葛根性凉，忌多服，否则易损伤胃气，引起呕吐。

小偏方巧治病

鲜葛根15克，薏米30克，粳米20克，盐少许。将葛根去皮，洗净、切片；薏米、粳米洗净。把全部用料一齐放进锅内，加适量清水，小火煮成稀粥。有清热利尿的功效。

降脂美味药膳

葛根茶

材料　葛根 6 克。

做法

将葛根放入保温杯中，倒入沸水，盖上
盖子闷泡约 15 分钟后即可饮用。

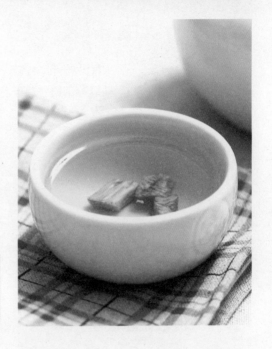

> **药膳功效**　葛根所含的黄酮类化合
> 物有降血脂的作用，能降低血清胆固
> 醇、三酰甘油含量。

葛根山楂炖牛肉

材料　葛根 10 克，山楂片 15 克，牛肉
　　　　500 克，白萝卜 150 克。

调料　料酒 10 克，姜片 8 克，盐 5 克。

做法

1. 葛根洗净，切片；牛肉和白萝卜洗净，
切成 3 厘米见方的块。

2. 将葛根、山楂、牛肉、料酒、白萝卜
块、姜片放入炖锅内，加水适量，用
大火烧沸，再改小火炖 2 小时，加盐
调味即可。

> **药膳功效**　山楂中含有大量山楂酸，
> 能活血通脉，改善心脏活力。

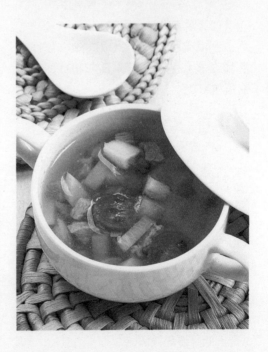

金银花

提高高密度脂蛋白含量

性味归经 性寒，味微苦、辛、甘，归肺、心、胃、大肠经
推荐用量 每天宜吃 15 克左右

降脂原理

降低血清胆固醇及动脉硬化指数

降脂营养素：黄酮类物质

金银花含有黄酮类物质，可降低血清总胆固醇及动脉硬化指数，提高高密度脂蛋白的含量。

对预防并发症的益处

改善机体胰岛素抵抗，降血糖

优势营养素：绿原酸

金银花所含有的绿原酸除修复损伤的胰腺 β 细胞外，还能改善机体的胰岛素抵抗。

选择宜忌

✔ 要选有花萼且花萼偏黄色的金银花，花瓣不零乱、不脱落者。

小偏方巧治病

干山楂片 15 克，金银花 30 克，蜂蜜 4 匙，水适量。将山楂片洗净，去核，放入砂锅中，加水煮开，改用小火煨，加入金银花，共炖 10 分钟。加入蜂蜜调匀即可，去渣饮汁。可降压消脂、清热健胃。

搭配宜忌

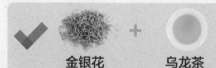

金银花 ＋ 乌龙茶

乌龙茶含有的儿茶素与多酚类物质能分解脂肪，达到减脂瘦身的效果；金银花可以减少肠道对胆固醇的吸收，搭配食用，消脂排毒的作用更好。

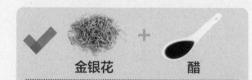

金银花 ＋ 醋

醋含有醋酸、琥珀酸、B 族维生素等多种对人体有益的营养成分。金银花有清热解毒的作用。

保存宜忌

✔ 置于阴凉处，密封保存。

食用禁忌

金银花性味寒凉，会影响脾胃的运化，此味药一般不宜常用。

降脂美味药膳

乌龙金银花茶

材料　乌龙茶5克，金银花干品3克，杭白菊5朵，罗汉果1/4个。

做法

将所有材料一起放入杯中，冲入沸水，盖盖子闷泡约8分钟后饮用。

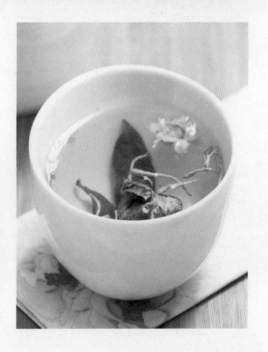

> **药膳功效**　乌龙茶含有的儿茶素与多酚类物质能分解脂肪，达到减脂瘦身的效果；金银花可以减少肠道对胆固醇的吸收；杭白菊可促进机体正常代谢，减少脂肪沉积；罗汉果具有润肠通便、消脂排毒的作用。

金银花蒸鱼

材料　草鱼1条（约750克），金银花30克，糯米粉100克。

调料　料酒8克，胡椒粉、盐、酱油各适量。

做法

1. 金银花洗干净，用清水泡一下，沥干；糯米粉加清水调成糊。

2. 草鱼处理好，洗净沥干，剔下鱼肉切成块，加入调料拌匀腌渍10分钟。

3. 在鱼肉块上划花刀，插上些金银花，抹上少许糯米粉，放入蒸碗中，将剩下的金银花用米粉糊及腌鱼块的汁拌匀，放在鱼块上，入笼蒸熟即可。

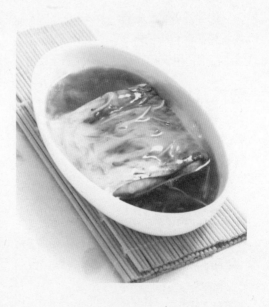

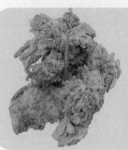

杭白菊　增加血流量

性味归经　性微寒，味辛、甘、苦，归肺、肝经

推荐用量　每天 5 朵左右

降脂原理

扩张冠状动脉

降脂营养素：含菊苷、氨基酸、黄酮类

杭白菊内含菊苷、氨基酸、黄酮类及多种维生素和微量元素，能明显扩张冠状动脉，增加血流量，可缓解高脂血症患者血液循环不佳的症状。

对预防并发症的益处

降血压

优势营养素：黄酮

菊花含有丰富的黄酮，具有降压的功效。特别适用于肝阳上亢型的高血压患者。

选择宜忌

✔ 保健养生最好选择甜菊花，其中杭白菊（或叫杭菊花）是较好的品种，一般分为散朵的和压制成块状的（又叫菊花紫菜）两种。

小偏方巧治病

将菊花瓣阴干，收入枕中，做成菊花枕，对高血压、头晕、失眠、目赤有疗效。

搭配宜忌

 ✔ +

杭白菊　　枸杞子

杭白菊能让人头脑清醒、双目明亮，特别对肝火旺、用眼过度导致的双眼干涩有较好的疗效，经常觉得眼睛干涩的电脑族，多喝些菊花茶有利无害。枸杞子有补肾生精、养肝、明目等作用。

保存宜忌

✔ 杭白菊宜密封或装在密闭容器中，放在干燥阴凉处，注意防潮。

食用禁忌

菊花性微寒，脾胃虚弱的人不可久服用菊花水煎或冲泡的水。

降脂美味药膳

普洱菊花茶

材料 熟普洱、杭白菊各 5 克。

做法

将熟普洱、杭白菊一起放入杯中，倒入沸水，盖盖子闷泡 3~5 分钟后即可饮用。

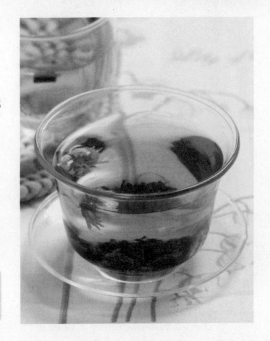

药膳功效 可降血脂，同时改善患者血液循环状况。

银耳菊花粥

材料 糯米 100 克，银耳、杭白菊各 10 克。

调料 蜂蜜适量。

做法

1. 银耳泡发后洗净，撕成小朵；杭白菊用水洗净；糯米洗净，浸泡 4 小时。

2. 取砂锅，加适量清水，用中火烧沸，下糯米，用小火煲至糯米八成熟。

3. 放入银耳和杭白菊，用小火煲 15 分钟，稍凉后调入蜂蜜即可。

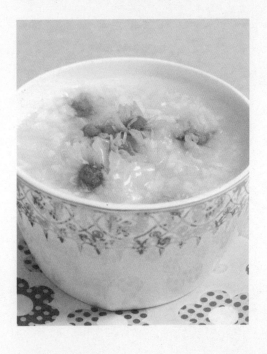

药膳功效 菊花气味清香，凉爽舒适；银耳滋阴养身，将它们与糯米同煮，有降血脂的功效。

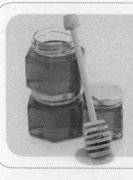

蜂蜜

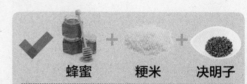

性味归经 性平，味甘；归肺、脾、大肠经
推荐用量 每天 10~30 克

降脂原理
降低胆固醇

降脂营养素：维生素 B₂、维生素 C、烟酸、钾、锌

蜂蜜中含有多种维生素、矿物质，如维生素 B₂、维生素 C、烟酸、钾、锌等，能够扩张冠状动脉，促进血液循环。另外，蜂蜜能够提高血液中高密度脂蛋白的水平，降低胆固醇，有利于防止高脂血症。

对预防并发症的益处
预防脂肪肝

优势营养素：麦芽糖、果糖、有机酸

蜂蜜中含有麦芽糖、果糖、有机酸、酶类等，可以促使肝细胞再生，对保护肝脏有很好的作用，能预防脂肪肝。

选择宜忌

✔ 优质蜂蜜是呈透明的淡黄色或深黄色的黏稠液体，底层可有少量结晶。将蜂蜜滴一滴放在吸水性较好的纸上，如蜂蜜透过纸，则证明有水掺入。

搭配宜忌

✔ 蜂蜜 ＋ 粳米 ＋ 决明子

粳米、决明子加蜂蜜煮粥，对高血压、高脂血症以及习惯性便秘都有积极的功效。

保存宜忌

✔ 蜂蜜一定要用玻璃瓶密封盛装，放在低温避光处保存。

食用禁忌

1 岁以下的宝宝慎食蜂蜜。

小偏方巧治病

百合干品 5 克，蜂蜜适量。将百合放入杯中，倒入沸水，盖盖子闷泡约 10 分钟；待温热后，调入蜂蜜饮用。可有助于安神养气。

降脂美味药膳

蜂蜜白梨

材料 大白梨1个，蜂蜜50克。

做法

1. 将白梨洗净，从上部切开一个三角形的口，然后将里面的核掏出来。注意白梨不用削皮，里面的核要掏干净。
2. 将蜂蜜直接填入，放入蒸锅中加热蒸熟即可。

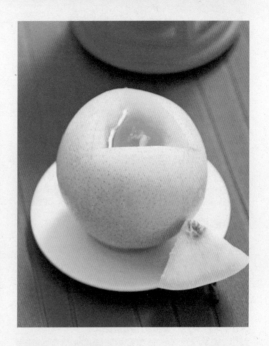

药膳功效 蜂蜜能促进血液循环，减少脂肪在血管壁上的沉积，所以高脂血症患者食用，可以稳定血脂。

蜜汁糖藕

材料 藕400克，糯米150克。

调料 白糖150克，蜂蜜3大匙，糖桂花30克。

做法

1. 藕去皮，洗净，将藕节一端切下，沥干。
2. 糯米淘洗干净，用水泡透（约4小时），加入白糖拌匀，灌入藕孔中，再将切下的藕节头放回原位，用牙签固定，上屉用大火蒸1小时左右，取出晾凉，去掉牙签和藕节头，切片。
3. 锅中加适量水、白糖、蜂蜜、糖桂花，烧开后，撇净浮沫，放入藕片，用中火收至糖汁略浓时即可。

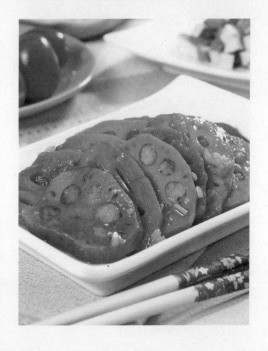

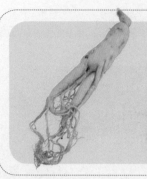

人参 抑制胆固醇升高

性味归经 性微温，味甘；归脾、肺、肾、心经
推荐用量 每天1~3克

降脂原理
降低胆固醇

降脂营养素：人参皂苷

人参中的人参皂苷能抑制高胆固醇血症的发生，当高胆固醇血症发生时，能使胆固醇降低。

对预防并发症的益处
刺激胰岛素的分泌

优势营养素：人参皂苷

人参含有的人参皂苷能明显降低四氧嘧啶引起的高血糖，并可以刺激胰腺释放胰岛素，也可促进葡萄糖引起的胰岛素释放，可以有效改善高脂血症并发糖尿病。

选择宜忌

✔ 人参以身长、枝粗大、浆足、纹细、根茎长且较光滑无茎痕及珍珠点（茎上的疣状小突起），无霉变、虫蛀、折痕，且参根较大、参形完整、有光泽者为佳。

小偏方巧治病

人参5克，枸杞子10克，黄芪20克，大枣10颗。水煎，当茶饮用，可增强免疫力。

搭配宜忌

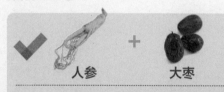

✔ 人参 + 大枣

人参中的人参皂苷和人参二醇皂苷等，有抗脂质过氧化作用，能延缓细胞衰老；大枣能补益气血，搭配食用，具有补益气血、抗衰老的作用。

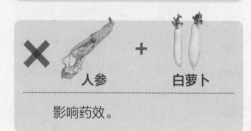

✗ 人参 + 白萝卜

影响药效。

保存宜忌

✔ 已经干透的人参可以用塑料袋密封，隔绝空气，放阴凉处保存即可。

食用禁忌

忌用铁质炊具煎煮人参，否则会降低人参的滋补功效；宜用砂锅煎煮。

降脂美味药膳

人参莲子汤

材料　人参 10 克，莲子 10 枚。

调料　冰糖 30 克。

做法

1. 莲子洗净。
2. 将莲子与人参、冰糖一齐放入炖盅内，加开水适量，置锅内用小火隔水炖至莲子熟烂即可。

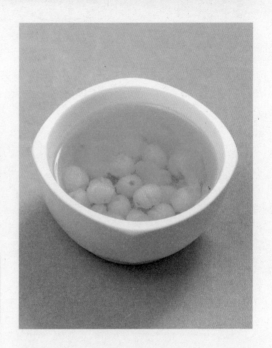

药膳功效　人参能抑制高胆固醇血症的发生，做成汤喝，可以让降脂的作用发挥得更加充分。

人参羊肉汤

材料　羊肉 250 克，人参 10 克，枸杞子 15 克。

调料　葱段、姜片各 3 克，盐 2 克。

做法

1. 人参、枸杞子洗净，放入砂锅中，用清水浸泡 30 分钟，置火上，大火烧开后转小火煎 30 分钟，取汁；羊肉洗净，切块。
2. 人参枸杞汁倒入砂锅中，放入羊肉块、葱段、姜片和没过锅中食材的清水，小火炖至羊肉烂，加少许盐调味即可。

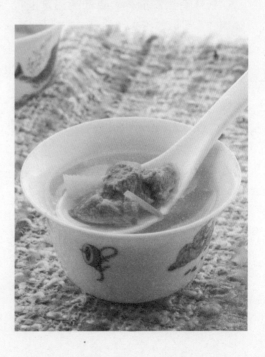

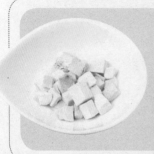

茯苓 消除多余的脂肪

性味归经　性平，味甘、淡；归心、脾、肾经
推荐用量　每天 3~5 克

降脂原理
保持体内能量正常代谢

茯苓可健脾和胃，合理调理肥胖人士失调的脾胃，提高水谷运化能力，让体内的能量正常地代谢，消除多余的脂肪。

对预防并发症的益处
调节血糖

茯苓有调节血糖、降低胰岛素抵抗等功效，可以改善高脂血症并发糖尿病。

选择宜忌

✔ 品质好的茯苓体重坚实，外皮呈褐色而略带光泽，皱纹深，断面呈白色且细腻，黏牙力强。市场上购买的茯苓一般都是切成薄片或块状的，色白细腻而有粉滑感，质松脆，易折断、破碎。

小偏方巧治病

山药、茯苓各 10 克。将山药、茯苓一起放入锅中，加适量水煎汤，加糖调服，连服半月。有益气补虚、健脾养胃的作用。

搭配宜忌

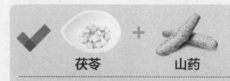

茯苓　＋　山药

山药是平补脾胃的良药，有健脾养胃、补气益肺、固肾益精的功效，适用于身体虚弱、食欲缺乏、消化不良、久痢泄泻等脾胃功能不好的人；茯苓则有健脾和胃、渗湿利水、宁心安神的功效。

保存宜忌

✔ 置于阴凉处，防潮，不可过于干燥。

食用禁忌

茯苓不能与米醋、陈醋搭配食用，其利水功效过大而对人体的元气损耗严重。

降脂美味药膳

山药茯苓粥

材料　人参3克，茯苓15克，山药30克，
　　　　小米、大米各100克。

做法

1. 将人参、茯苓、山药洗净，焙干，研
   成细粉备用；小米、大米淘洗干净。
2. 锅置火上，加适量清水，放入小米、
   大米，加入人参粉、茯苓粉、山药
   粉，用小火炖至米烂成粥即可。

药膳功效　人参和茯苓都有降脂的作
用，搭配食用，降脂效果更好，适合
高脂血症患者食用。

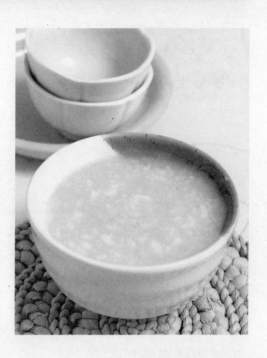

土茯苓煲猪骨汤

材料　土茯苓片10克，猪脊骨250克。
调料　姜片、料酒各5克，盐3克，陈
　　　　皮适量。

做法

1. 猪脊骨洗净，剁成块，用沸水氽一下，
   捞出用清水洗净。
2. 土茯苓片洗净备用；陈皮泡软洗净。
3. 将猪脊骨、土茯苓片、陈皮和姜片一起
   放入砂锅内，加适量清水，以没过食材
   为准。大火煮沸后，放入适量料酒，改
   小火慢煲3小时，加盐调味即可。

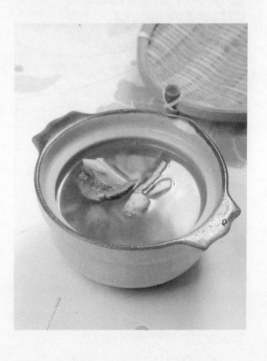

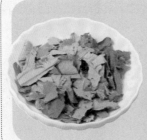

荷叶

平稳血糖、降血脂

性味归经　性平，味苦、涩；归心、肝、脾经

推荐用量　每天 15~30 克

降脂原理

减少脂肪堆积

降脂营养素：生物碱、黄酮类物质以及丰富的多糖

荷叶中含生物碱、黄酮类物质以及丰富的多糖，可平稳血糖、降血脂、增强免疫力、抗病毒、抗癌。

对预防并发症的益处

降血压

优势营养素：荷叶碱

荷叶含有荷叶碱成分，服用后可在人体肠壁上形成一层脂肪隔离膜，有效阻止脂肪吸收。

选择宜忌

✔ 以叶大、整洁、色绿、无斑点者为佳。

✘ 叶小、不完整、发黄的不宜选用。

小偏方巧治病

荷叶 10 克、乌龙茶 5～10 克。泡水代茶饮，三餐饭前、饭后各饮用 1 次，连服 1 个月。可用于辅助治疗高脂血症，帮助肥胖者减肥。

搭配宜忌

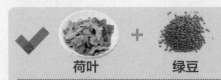

✔ 荷叶 + 绿豆

荷叶有清热解毒、健脾升阳、祛湿利尿的作用，绿豆有降血脂、保护心脏、防治冠心病的作用。

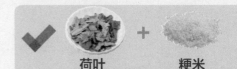

✔ 荷叶 + 粳米

荷叶含有多种生物碱，和粳米搭配，具有清热解毒、减肥降脂的功效。

保存宜忌

✔ 花未开放时采收，除去叶柄，晒至七八成干，对折成半圆形，晒干。干荷叶贮存在干燥容器内，置阴凉通风处。

食用禁忌

身体虚的人、有消化道疾病的人不宜食用荷叶。

降脂美味药膳

荷叶茶

材料　鲜荷叶30克。

做法

将鲜荷叶切碎并放入锅中，倒入适量清水，用小火煮开即可。

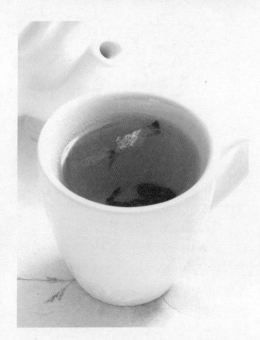

药膳功效　这道茶可活血益脾、降脂消肿，适用于高血脂、高血压和肥胖症等患者饮用。将其当作一般茶饮，每日可多次饮用。

荷叶大米粥

材料　大米100克，枸杞子5克，干荷叶1张。

做法

1. 大米淘洗干净，用水浸泡30分钟；枸杞子洗净；干荷叶洗净，切片。

2. 锅置火上，加适量清水烧沸，放入大米，用大火煮沸，改小火煮到米粒裂开，加入干荷叶片、枸杞子同煮。

3. 待米粒软烂，拣出荷叶，盛出即可。

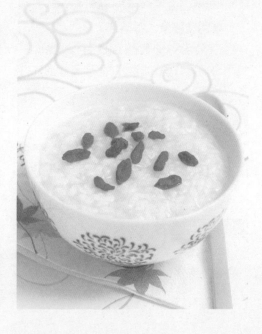

药膳功效　中老年人常喝荷叶粥对高血脂、高血压及肥胖症有一定的疗效。夏天喝荷叶粥还能解暑。

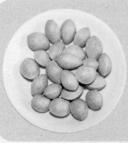

白果

降低三酰甘油的含量

性味归经 性平，味甘、苦、涩；归肺、肾经

推荐用量 每天宜摄入 15 颗左右

降脂原理
降低三酰甘油的含量

降脂营养素：维生素 C

白果中含有丰富的维生素 C，可将胆固醇经由肠道排出，降低胆固醇总量，还能加速低密度脂蛋白的降解，从而降低三酰甘油的含量。

对预防并发症的益处
具有保护肝脏、减少心律不齐的功能

优势营养素：黄酮苷

白果含有的黄酮苷具有保护肝脏、减少心律不齐的功能，对防治高脂血症并发心脏疾病具有特殊的效果。

选择宜忌

✔ 选购白果，以粒大、光亮、壳色白净者品质新鲜。

小偏方巧治病

白果 6 克，蜂蜜适量。白果加水煎煮，取汁放进杯中，趁温加蜂蜜调匀即可。有滋阴润燥的功效。

搭配宜忌

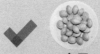 +

白果 **鸡肉**

白果与鸡肉搭配食用可补气养血，平喘止滞，对老年性慢性气管炎、肺心病、肺气肿及妇女带下症有一定疗效。

保存宜忌

✔ 白果干品要放置在通风干燥处。鲜果要放在通风阴凉处，不能暴晒，防止霉变。

食用禁忌

白果不宜过量食用，否则会引起中毒。儿童每次食用在 7 颗以下。

降脂美味药膳

白果蒸蛋

材料　白果15克，鸡蛋1个（约60克）。
调料　盐少许。
做法

1. 白果去除胚芽，放入滚水中煮至熟软，捞起备用。
2. 鸡蛋打入碗中打匀，加入适量水，再加盐继续打匀，盛入蒸碗中加入煮好的白果备用。
3. 蒸锅中倒入半锅水烧热，放入盛有白果蛋汁的蒸碗，隔水蒸8~10分钟，在锅内水将滚时，搅拌一下蛋汁，使白果浮出蛋面，继续蒸至蛋汁凝固即可。

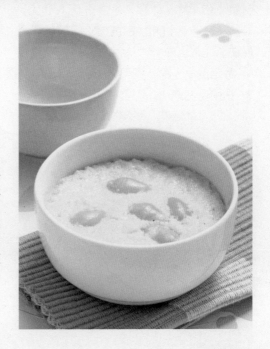

白果炖鸡

材料　新鲜母鸡600克，白果60克。
调料　料酒15克，姜片、盐各5克。
做法

1. 鸡宰杀，去毛，去内脏，清水洗净；白果洗净。
2. 锅中加水置火上，放入母鸡、姜片、料酒，加盖大火烧开后转小火煮40分钟。
3. 放入白果、盐，加盖用小火煮20分钟至鸡肉酥烂、汤浓即可。

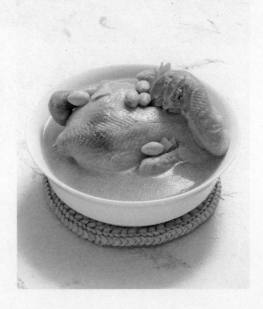

白果扒香菇

材料 白果罐头1罐，水发香菇100克。

调料 姜末、酱油、白糖、水淀粉、蚝油、鲜汤各适量。

做法

1. 香菇洗净去柄；白果罐头打开，取出白果沥干。

2. 锅中倒油烧热，爆香姜末，焦黄时捞出，用余油炒香菇，加适量水、酱油、白糖烧入味，加蚝油、少量白糖、鲜汤烧煮，放白果烧开，水淀粉勾芡。

3. 汤汁稍干时，将白果、香菇一起盛入盘内，淋上汤汁即可。

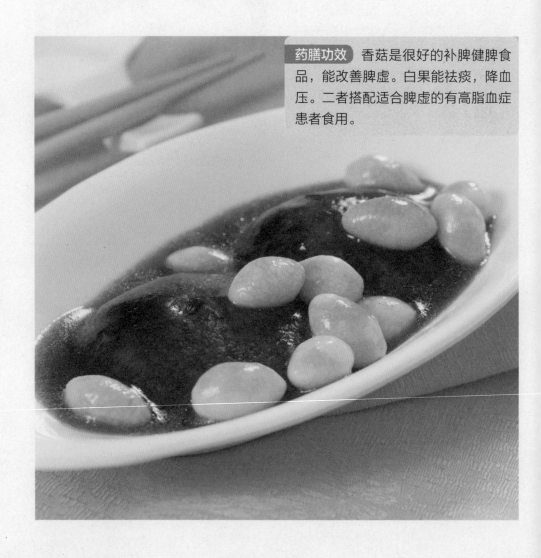

药膳功效 香菇是很好的补脾健脾食品，能改善脾虚。白果能祛痰，降血压。二者搭配适合脾虚的有高脂血症患者食用。

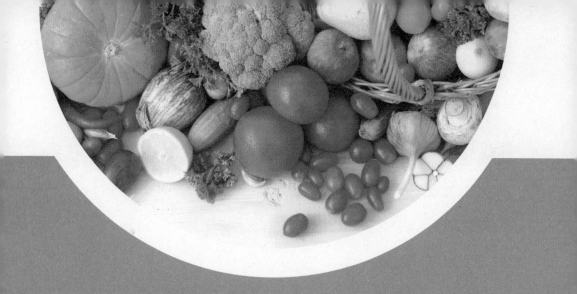

第四章
高脂血症并发症
饮食宜忌

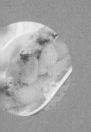
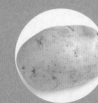
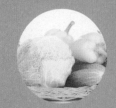
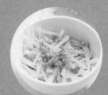
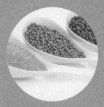

高脂血症并发糖尿病

饮食原则

限制脂肪的摄入

限制富含饱和脂肪酸动物脂肪的摄入，如猪肥肉等，而用富含不饱和脂肪酸的植物油，如橄榄油、菜子油、花生油、玉米油、香油等代替动物油，但通常每天摄入油量不应超过 25 克。

限制胆固醇的摄入

降低膳食胆固醇的含量，每天低于 300 毫克。通常 1 个鸡蛋约含有 290 毫克的胆固醇，因此建议患者每周食用鸡蛋不要超过 4 个。

增加膳食纤维的摄入量

膳食纤维可促进胆固醇从体内较快排出，对治疗动脉粥样硬化有较好的作用，所以应多吃含纤维素丰富的食物，如蔬菜中的芹菜、韭菜、豆芽、萝卜，粗粮如燕麦片、全麦面包、玉米面、荞麦、杂豆等，或食用膳食纤维制品以平衡膳食结构。

选用合适的烹饪方法

烹饪宜选用焙、烧、蒸、煮、微波或炖等方式。

选择低血糖生成指数食物，且要选合适的吃法

食物（薯类、蔬菜等）不要切得太小或制成泥状。多咀嚼能让肠道多蠕动，对血糖和血脂控制有利。食物颗粒越小，血糖生成指数就越高。

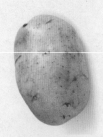

连皮煮的土豆
血糖生成指数：低

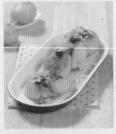

土豆块
血糖生成指数：中

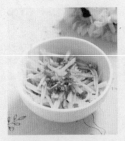

土豆丝
血糖生成指数：高

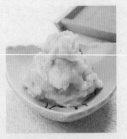

土豆泥
血糖生成指数：高

尽量不饮酒

最好不饮酒，或饮少量低度酒，如葡萄酒，但每次不超过 50 克。葡萄酒可以提高高密度脂蛋白胆固醇水平，对动脉粥样硬化有一定好处，但饮酒过多会引起高三酰甘油血症、肝硬化等疾病。因此，没有饮酒习惯的患者最好不喝。

食用具有调脂作用的食物

有些食物含有天然的降脂成分，经常食用有利于降低胆固醇。如香菇中含有的香菇多糖能使血液中的胆固醇迅速转移到肝脏，从而使胆固醇下降；大蒜中含有的一种化合物能抑制体内胆固醇合成；豆类食物、绿茶、芹菜、大葱、洋葱、海产品等均能一定程度地降低血脂。

避免吃单糖和双糖的食物

尽量避免吃含单糖（如糖果）和双糖（如甜点）的食物，而应食用多糖类的食物（如米、面、蔬菜），能让人体慢慢吸收，防止进餐后血糖激增。

高脂血症并发糖尿病患者的饮食宜忌

食物种类	宜吃食物	忌吃食物
谷物类	玉米、荞麦、燕麦、莜麦、黄豆、豆浆、红豆、黑豆等	油条、炸糕、豆泡等油炸类的食品，面包、蛋糕
果蔬类	火龙果、山楂、苹果、猕猴桃、木瓜、黄瓜、石花菜、莴笋、魔芋、卷心菜、扁豆、白菜、茄子等	黑枣、芋头、柿子、大枣、枇杷、桂圆、金橘、杨梅、甘蔗、芒果、沙果
肉蛋乳类	鸡肉、鸽肉、猪瘦肉、牛瘦肉、脱脂牛奶等	动物内脏、肥肉、蛋黄、全脂乳品、腊肉
水产菌类	金枪鱼、带鱼、青鱼、沙丁鱼、木耳、银耳、金针菇、香菇、草菇、海带、紫菜等	螃蟹、墨鱼、鱼子
其他类	橄榄油、茶花子油、花生油、葵花子油、大蒜等	动物油、黄油、浓茶、咖啡、果汁、糖类

高脂血症并发高血压

饮食原则

控制总能量的摄入

每天摄入的总能量不宜过高，以维持理想体重。提倡吃复合糖类，如玉米、燕麦、荞麦等。

限制食盐摄入量

每日食盐摄入量应控制在 5 克以下，适当减少钠盐的摄入，有助于降低血压，减少体内的钠水潴留。

限制脂肪的摄入

每日烹调油宜控制在 25 克以下，宜选用植物油，避免油炸、油煎、重油的食物。

多吃含钾、钙丰富的食品

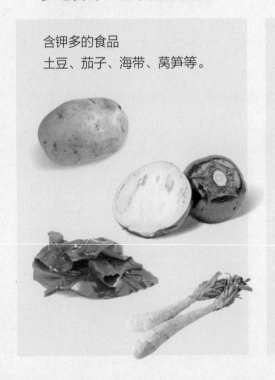

含钾多的食品
土豆、茄子、海带、莴笋等。

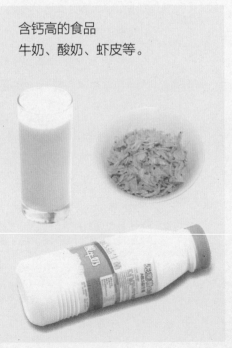

含钙高的食品
牛奶、酸奶、虾皮等。

多吃具有降脂作用的食物

多食洋葱、大蒜、山楂、香菇、木耳、大豆制品等降脂食品。

胆固醇高的患者饮食注意事项

胆固醇轻度增高者每天胆固醇的摄入量应不超过 300 毫克；中、重度胆固醇增高者每天胆固醇的摄入量应不超过 200 毫克。胆固醇高者要增加蔬菜、菌藻、豆类等富含膳食纤维食物的摄入量，以促进多余胆固醇的排泄。

三酰甘油增高者的饮食注意事项

限制总能量的摄入，减轻体重。主食以粗杂粮为主，适当补充优质蛋白质，增加维生素、矿物质和膳食纤维的摄入量。烹调用油宜选择植物油。

低密度脂蛋白异常者的饮食注意事项

每天胆固醇的摄入量应不超过 200 毫克，忌吃高胆固醇食物，控制糖类的摄入，适当增加蛋白质的摄入，特别是豆类及其制品。烹调用油宜选择植物油。

高脂血症并发高血压患者的饮食宜忌

食物种类	宜吃食物	忌吃食物
谷物类	大米、面粉、燕麦、荞麦、全麦、玉米、高粱米、薏米、红豆、绿豆、黑豆、黄豆等	油条、炸糕、奶油蛋糕等高脂、高油的加工面点
果蔬类	芹菜、大白菜、油菜、菠菜、洋葱、茄子、冬瓜、苹果、桃子、橘子、柠檬、番茄等	黑枣、芋头、柿子、大枣、枇杷、桂圆、金橘、杨梅、甘蔗、芒果、沙果
肉蛋乳类	低脂奶、脱脂奶、低脂奶酪、瘦肉、鸡肉等	肥肉、肉皮、猪蹄、动物内脏、蛋黄、全脂奶、奶油、腊肠及盐腌烟熏肉食
水产菌类	木耳、银耳、香菇、海带、紫菜等	鱼子、蟹黄
其他类	大蒜、花生油、玉米油等	动物油、咸菜、酱菜

高脂血症并发冠心病

饮食原则

避免摄入过多脂肪和甜食

应避免摄入过多的脂肪和甜食。烹饪时应用植物油，不要用动物油，每日食用油摄入量不宜超过 25 克。烹饪菜肴时，可先放入水中焯熟，可减少食用油的摄入量。

减少食盐摄入量

口味清淡，少吃盐，每日盐的摄入量不宜超过 6 克，并增加钙的摄入量；多吃蔬菜和水果。

多摄入具有降脂作用的海鱼

每周吃 1 ~ 2 次青鱼、带鱼、金枪鱼、鳕鱼等海鱼，海鱼中富含的 EPA 和 DHA 有明显的降血脂作用，还能防止冠状动脉痉挛和动脉粥样硬化，对冠心病和动脉粥样硬化的一级、二级预防具有较为重要的意义。

多吃海藻

要常吃些海带、紫菜等海藻类食物。据药理研究证明，海藻中的固醇化合物具有降血脂的功效，并能明显地降低胆固醇，阻碍人体对胆固醇的吸收，对降血脂、预防动脉硬化、防治冠心病是非常有好处的。

多喝牛奶

多饮用脱脂牛奶或酸奶。牛奶含有丰富的钙和乳清酸，可以降低食物中胆固醇的吸收，从而达到减缓冠心病发展的目的。另外，牛奶含有的钙对心肌有保护作用。

多喝绿茶

如果喜欢喝茶，可以喝些绿茶。绿茶能降低血液中胆固醇的水平，减轻动脉硬化程度，增强毛细血管壁的弹性，是防治冠心病极好的饮料。

高脂血症并发冠心病患者的饮食宜忌

食物种类	宜吃食物	忌吃食物
谷物类	大米、面粉、燕麦、玉米、绿豆、红豆、黄豆、黑豆等	含油脂及糖多的糕点
果蔬类	大白菜、菠菜、油菜、番茄、苦瓜、黄瓜、南瓜、冬瓜、生菜、空心菜、芥菜、草莓、苹果、梨、桃、西瓜、甜瓜、橄榄、猕猴桃、无花果、石榴等	
肉蛋乳类	猪瘦肉、牛瘦肉、羊瘦肉、驴肉、鸽肉、去皮禽肉、鱼、虾、脱脂牛奶等	肥肉、肥禽、动物内脏、香肠、火腿等加工食品、奶油
水产菌类	木耳、银耳、香菇、海带、紫菜、鲤鱼、草鱼、鲫鱼、金枪鱼等	蟹黄
其他类	大蒜、橄榄油、菜子油、板栗、莲子、核桃仁等	咸菜、酱菜、罐头、咖啡、浓茶

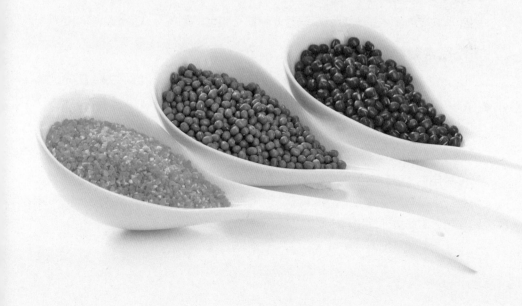

高脂血症并发脂肪肝

饮食原则

控制脂肪摄入量

应该尽量避免食用脂肪含量高的食物，如肥肉、黄油等；应该多食用海鱼，特别是深海鱼，因为深海鱼脂肪含量极少，而蛋白质含量很高，营养丰富；在烹调时要多用植物油，如玉米油、橄榄油、香油等。

限制胆固醇的摄入量

限制富含胆固醇食物的摄入量，如动物内脏、蛋黄、鱿鱼、蟹黄等食物，每天的胆固醇总摄入量不超过 300 克。

补充充足的蛋白质

每天补充足够的蛋白质，适量食用牛奶、蛋白、瘦肉类、鱼虾类及豆制品等食物。

适当减少糖类的摄入量

应适当减少糖类的摄入量，不要过多吃糖和甜食，每餐七八分饱，多吃粗粮。

多吃富含膳食纤维的食物

要增加膳食纤维摄入量，每天 40 ~ 60 克，因为膳食纤维可以促进脂肪和胆固醇从体内排出。富含膳食纤维的食物有：白菜、菠菜、芹菜、红薯、土豆、苹果、梨、山楂、猕猴桃等。

多摄入富含维生素与矿物质的食物

应多食用富含各种维生素和矿物质的食物，如新鲜蔬菜、水果、菌藻类食物等。

微量元素硒与维生素 E 联用，有调节血脂代谢、阻止脂肪肝形成及提高机体氧化能力的作用，对高脂血症也有一定的防治作用。

少吃具有刺激性的食物

忌食用对肝脏有害或有刺激性的食物，如酒类、芥末、咖喱、辣椒等，以保护肝脏。

控制盐的摄入量

饮食宜清淡，不宜过咸，一般每天食盐摄入量以 4 ~ 6 克为宜。

高脂血症并发脂肪肝患者的饮食宜忌

食物种类	宜吃食物	忌吃食物
谷物类	大米、面粉、燕麦、荞麦、玉米、小米、绿豆、红豆、黄豆等	含油脂及糖多的糕点、油炸食品
果蔬类	大白菜、芹菜、油菜、生菜、菠菜、番茄、苦瓜、黄瓜、南瓜、冬瓜、芥菜、苹果、梨、香蕉、西瓜、甜瓜、猕猴桃、木瓜、火龙果、橘子等	葡萄干、水果罐头、果脯
肉蛋乳类	猪瘦肉、牛瘦肉、羊瘦肉、驴肉、去皮禽肉、鱼、虾、脱脂牛奶等	肥肉、肥禽、动物内脏、香肠、奶油
水产菌类	木耳、银耳、香菇、金针菇、海带、紫菜、鲤鱼、草鱼、鲫鱼、金枪鱼等	鱼子、蟹黄
其他类	大蒜、葱、橄榄油、葵花子油、花生油、板栗、莲子、核桃仁、榛子仁等	猪油、黄油、咸菜、咖啡、浓茶、酒、果汁、白糖、蔗糖、巧克力

高脂血症并发肥胖

饮食原则

不宜吃得过饱

每餐不宜过饱，以七八成饱为宜。

美味与瘦身兼顾

在制定瘦身餐时，不要简单模仿他人的进食方式或拘泥于一种标准，不必费力吞咽那些热量虽低却不适合自己口味的食物。将减肥食物和个人口味结合，才更容易坚持。

控制总热量的摄入

控制总热量的摄入，每天热量的摄入量控制在 5021 ~ 6694 千焦，保证每天摄入的总热量低于消耗量。

限制脂肪、糖类的摄入

限制脂肪、糖类，尤其饱和脂肪酸、单糖和双糖的摄入，忌食或控制食用各种糖果，甜饮料，糕点，炸薯条、油条等油炸食品，以及花生、核桃、松子、腰果等坚果。

多吃蔬菜、水果

多吃蔬菜和水果，保证维生素、矿物质和膳食纤维的摄入量，如萝卜、豆芽、竹笋、冬瓜、黄瓜、番茄、白菜、圆白菜、胡萝卜、芹菜、苹果、梨、葡萄等。

多吃粗粮

少吃零食，不吃夜宵。大米、馒头、面包、面条等米面类主食应控制用量，多吃糙米、薏米等粗粮。

不要回避谷类食品

谷类食品中的膳食纤维不会让你发胖，它们会像蔬菜中的膳食纤维那样在胃里发胀，吸收血液中的脂肪成分，还能起到很好的通便作用。

多吃清淡素食

饮食中多吃少脂肪、少热量的清淡素食，以干净的绿色食品为最佳，这样能减少脂肪和油脂的摄入，有效避免脂肪堆积。

摄入充足的优质蛋白质

适当摄入含优质蛋白质的食物，如鱼类、瘦肉、豆类等。

宜选用植物油

减少动物脂肪的摄入，增加植物脂肪的摄取。日常饮食多用植物油，最好选用中链脂肪酸含量高的油。

对酒精说不

不要忽视饮酒量，1杯葡萄酒（50克）所含的糖分等于6块糖。多饮酒会损伤内脏，加重肝脏和肾脏负担。此外，酒还含有高热量，多饮容易发胖。

高脂血症并发肥胖患者的饮食宜忌

食物种类	宜吃食物	忌吃食物
谷物类	大米、面粉、燕麦、杂粮面包、玉米、小米、绿豆、红豆、黑豆等	含油脂及糖多的糕点、油炸食品
果蔬类	大白菜、萝卜、油菜、豆芽、菠菜、番茄、苦瓜、黄瓜、南瓜、冬瓜、圆白菜、苹果、梨、香蕉、西瓜、猕猴桃、木瓜、葡萄、橘子等	腌制的咸菜、酱菜
肉蛋乳类	猪瘦肉、牛瘦肉、羊瘦肉、驴肉、去皮禽肉、脱脂牛奶等	肥肉、动物内脏、香肠、奶油、猪油、黄油
水产菌类	木耳、银耳、香菇、金针菇、海带、紫菜、鲤鱼、草鱼、鲫鱼、鲈鱼、虾等	鱼子、蟹黄
其他类	大蒜、葱、橄榄油、葵花子油、花生油、板栗、莲子、核桃仁、榛子仁等	咖啡、浓茶、酒、果汁、白糖、蔗糖、巧克力

高脂血症并发动脉硬化

饮食原则

低盐饮食控血压，植物油代替动物油

高血压是导致动脉粥样硬化的最主要原因之一，必须控制好血压，低盐（每天少于 5 克）饮食。植物油含有较丰富的不饱和脂肪酸，与动物油相比，更利于血脂的控制。

增加富含维生素 C 和芸香苷的食物

番茄、茄子等食物中维生素 C 含量和（或）芸香苷的含量很丰富。维生素 C 可减少胆固醇在血液及组织中的蓄积，芸香苷可保持血管的柔韧性和弹性。

多吃富含锰和铬的食物

茶叶中含有较多的锰。锰参与人体内的造血过程，具有促进细胞内脂肪氧化的作用，可防止动脉粥样硬化。苹果皮、猪瘦肉等含铬较多。铬能预防动脉粥样硬化。

戒烟

吸烟是除了高血压、高脂血症外，动脉粥样硬化的第三大危险因素，因此应积极

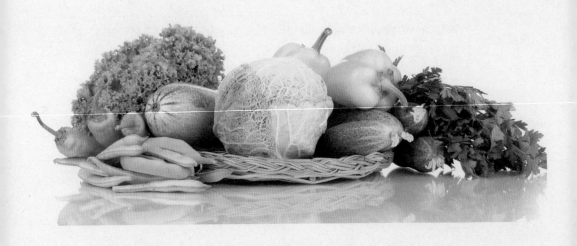

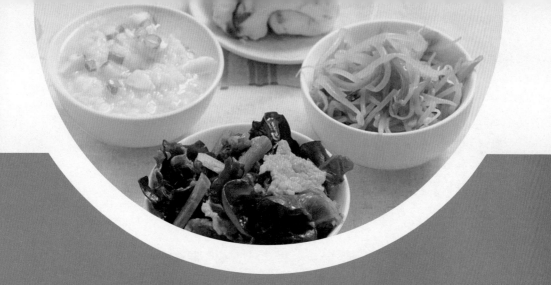

第五章

高脂血症特殊人群
饮食宜忌

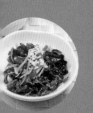
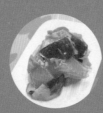
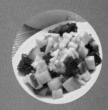
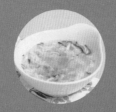
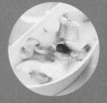

青春期
高脂血症患者饮食宜忌

不科学的饮食习惯和缺少锻炼是青少年肥胖的重要原因。现代医学研究认为，肥胖者由于机体脂肪过多，非酯化脂肪酸利用少，会导致血液中的脂肪含量升高，患高脂血症的概率也随之增高。因此，控制自己的体重，无论是对于健康的青少年，还是高脂血症的青少年来说，都是有益的行为。

饮食原则宜忌

✔ 均衡膳食

青少年正是长身体的时候，不均衡的饮食不利于生长发育的营养需要，所以青少年要保证均衡的膳食结构，这样可以保证身体的正常发育，预防肥胖，控制高脂血症。日常饮食中做到粗细兼备、荤素搭配，多吃新鲜蔬果，尽量保持均衡的饮食。

✔ 选择健康的植物油

一些家长为了迎合孩子的口味，常会选择黄油、奶油等来烹调孩子的食物，其实，这些多是高脂肪、高胆固醇的食物，不但不利于控制血脂，还会让血脂升高。而植物油中不饱和脂肪酸的含量居多，对控制血脂有益，因此宜食用植物油，如大豆油、玉米油、橄榄油、山茶子油、香油、红花子油、葵花子油等。

✔ 喝对水

青少年身体中水分占体重的 65% 以上。这些水分可以促进新陈代谢，促进体内毒素的及时排出，降低血液中胆固醇含量。很多青少年不喜欢喝水，比较喜欢喝可乐、雪碧等甜饮料，这些饮料含糖较多，不利于血脂的稳定。而健康的水（如白开水），有利于青少年的血脂控制在正常水平。

✔ 健康饮水的时间段

7：00~7：30
300~400 毫升

9：00~10：00
500 毫升

12：55
300 毫升

15：00
500~800 毫升

17：30
300 毫升

其他时间
500~800
毫升

注：《中国居民膳食指南》建议处于青春期的青少年由于运动量比较大，每日饮水量可适当多些，为 2500~3000 毫升。

对症食疗方

凉拌木耳

材料　水发木耳、黄瓜各100克，红辣椒2个。

调料　盐2克，香油、蒜汁、葱丝、白糖、醋各适量。

做法

1. 水发木耳去蒂，洗净，撕成小片备用；黄瓜洗净，切片；红辣椒洗净，切丝。

2. 锅内倒水烧开，放入木耳烫一下，捞出，冲凉，沥水。

3. 将木耳片、黄瓜片、红辣椒丝放入容器中，加入盐、香油、蒜汁、葱丝、白糖、醋拌匀即可。

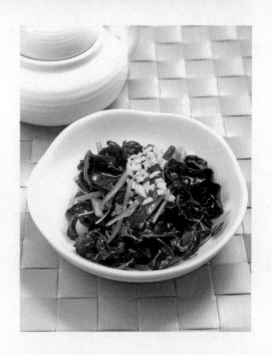

鱼丝蛋蓉羹

材料　青鱼200克，鸡蛋2个，干香菇15克。

调料　鱼高汤适量，葱段、葱末各5克，料酒8克，盐3克，水淀粉15克，胡椒粉、香油各少许。

做法

1. 将青鱼切成薄片，再切成细丝；香菇泡发，去蒂洗净，切细丝；鸡蛋打入碗内，用筷子搅散。

2. 锅内放油烧热，下葱段煸香。加鱼高汤，捞出葱段。再放入料酒、盐、鱼丝、香菇丝，大火烧沸，下水淀粉勾稀芡。再将鸡蛋液淋入锅中搅匀，撒上胡椒粉，淋上香油，出锅装碗，撒葱末。

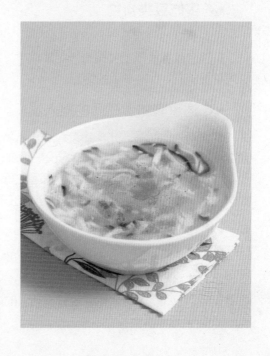

更年期女性
高脂血症患者饮食宜忌

更年期女性随着卵巢功能的逐渐减弱，雌激素的分泌也随之大幅降低，进而导致高密度脂蛋白含量迅速减少，低密度脂蛋白含量升高。长此以往，如不加注意就会血管堵塞，导致高脂血症等疾病的出现。

饮食原则宜忌

✔ 均衡饮食

更年期女性往往认为减肥、控制体重等都与自己毫无关系，于是喜欢吃什么就吃什么，不喜欢的就不吃了，时间久了就会造成营养失衡。有些女性则惧怕"三高"缠身，坚持不合理的素食主义，结果身体状况越来越糟。实际上，无论处于哪个年龄阶段，均衡饮食都是非常重要的。患上高脂血症的更年期女性应该坚持粗细粮搭配、荤素搭配等饮食原则，这样才能满足身体的生理需要，维持血脂的正常水平。

✔ 多吃豆类食物

豆类食物含有丰富的不饱和脂肪酸，可以降低血液中胆固醇和三酰甘油的含量，对于高脂血症患者降低血脂有一定的效果。此外，豆类中的优质蛋白质非常丰富，能够缓解更年期女性的不适情绪。

✔ 适量增加蛋白质的摄入量

过量摄入脂肪会恶化病情，过多摄入糖类会加重人体内脂肪的过剩，不利于更年期血脂的控制。而膳食中增加优质蛋白质的供给，可以平衡脂肪、糖类、蛋白质的水平，有利于调整血脂的水平。含优质蛋白质的食物有蛋类、瘦肉类、鱼类、干果类、豆类等。

✔ 少糖、少盐饮食

食用过多含糖的食物会造成人体脂肪堆积，导致高脂血症情况加重，所以更年期女性尽量少食含糖量过多的食物。摄入的盐分过多容易导致高血压、动脉硬化，加重肝脏负担。因此，高脂血症患者每日盐分的摄入量以 5 克以内为宜。

对症食疗方

滑熘鱼片

材料　草鱼肉 300 克，黄瓜片、胡萝卜片各 100 克，水发木耳 40 克，鸡蛋清 50 克。

调料　葱丝、姜丝、蒜末、料酒、水淀粉各 5 克，白糖 6 克，盐 3 克。

做法

1. 草鱼肉洗净片成片，用鸡蛋清、水淀粉上浆；将葱丝、姜丝、蒜末、白糖、料酒、水淀粉调成芡汁。

2. 锅内放油烧热，放入胡萝卜片、木耳、盐、适量水。烧开后，倒入鱼片、黄瓜片翻炒熟，倒入芡汁炒匀即可。

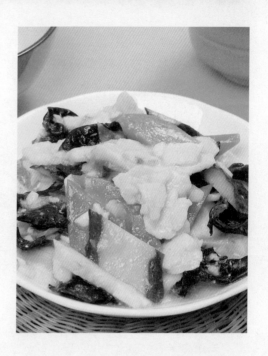

番茄炒茄子

材料　茄子 250 克，番茄 50 克。

调料　葱花 5 克，盐 3 克，鸡精、水淀粉各适量。

做法

1. 茄子去蒂、洗净，切滚刀块；番茄洗净，去蒂，切块。

2. 炒锅置火上，倒入适量植物油，待油温烧至七成热，下葱花炒香，放入茄子块翻炒均匀。

3. 加适量清水烧至茄子块八成熟，放入番茄块烧熟，加盐和鸡精调味，用水淀粉勾芡即可。

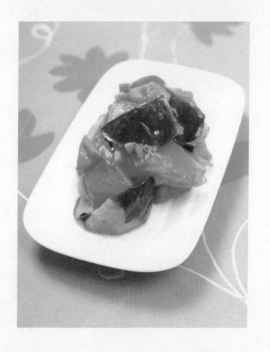

老年高脂血症患者饮食宜忌

老年人随着自身基础代谢的降低、体力活动的减少，对热量的消耗也有所减少，但是老年人如果依旧大块吃肉、顿顿喝酒、常吸烟等，就会导致摄入过量脂类，引发血脂升高。此外，一些子女为了孝顺父母，多买高脂肪和精制食物，进而导致老人血液中胆固醇和三酰甘油的升高。

饮食原则宜忌

✔ 控制总热量摄入在每天每千克体重 125 千焦之内

药物治疗对于身体处于衰弱期的老年人来说是非常危险的，所以饮食调理是相对比较安全的，如和药物治疗一起使用，效果会事半功倍。对于老年人来说，将体重控制在理想范围内对高脂血症的治疗是非常重要的，建议每天总热量的摄入控制在每千克体重 125 千焦之内为宜。

✔ 多吃鱼类

老年高脂血症患者应该尽量少吃含动物性脂肪的食物，如肥肉、猪油、猪皮等，否则会加重血液中胆固醇的沉积，不利于控制病情。应该多食低脂、低胆固醇、高蛋白的鱼类。鱼类容易消化吸收，且不易引起血脂升高，尤其适合消化功能较弱的老年人食用。

✔ 保证充足的果蔬摄入量

高纤维饮食是老年高脂血症患者必须坚持的饮食原则。粗粮、蔬菜、水果中含有丰富的膳食纤维，所以每天适量增加饮食中的粗粮、蔬菜和水果的比重有助于降低血脂。

✔ 多喝绿茶、茉莉茶

茶叶中的茶多酚类化合物可以有效地抑制肠道对脂质的吸收，减少血清中胆固醇的积累。研究发现，绿茶、茉莉花茶中的茶多酚含量丰富。老年人每天饭后喝上一杯茶，就有一定的降脂功效。

✔ 远离烟酒

大量饮酒或长期吸烟能干扰血脂代谢，促使血液中胆固醇和三酰甘油含量上升，所以老年高脂血症患者应该戒烟酒，尤其不能大量喝烈性酒。

对症食疗方

鲈鱼冬笋香菇汤

材料 鲈鱼1条，冬笋、熟火腿、香菇各50克。

调料 奶汤适量，盐、香油各2克，料酒3克，葱段、姜片各5克。

做法

1. 将鲈鱼洗净，放入大碗内，加入盐、料酒、葱段、姜片腌渍入味；冬笋、香菇洗净，分别切成长方形的片；熟火腿切片备用。

2. 锅置火上，加入水、奶汤、鲈鱼。略煮后加入冬笋、香菇，放入盐、料酒煮沸，撇去汤面的浮沫。煮约20分钟，淋上香油搅匀，撒上火腿片即可。

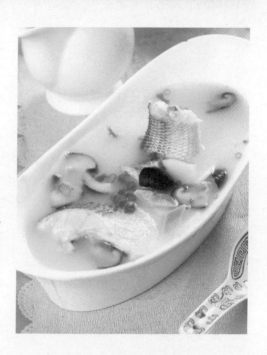

凉拌竹笋

材料 竹笋、黄瓜各150克，木耳100克。

调料 蒜末、姜末、葱末、盐、白糖各5克，醋10克，植物油、香油各适量。

做法

1. 将竹笋、黄瓜分别洗净后，切成丁状备用；木耳泡发，洗净，撕成小朵。

2. 在煮锅中放入清水，煮开后，将竹笋丁、木耳放入沸水中焯熟，捞起沥干。

3. 在炒锅中放入适量油，油热后放入葱末、姜末、蒜末爆香，关火。

4. 将竹笋丁、黄瓜丁、木耳放入大碗内，加入盐、醋、白糖、香油，再浇入炸好的油拌匀即可。

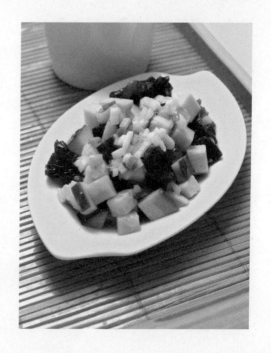

附录 运动疗法

高脂血症患者的运动原则

掌握运动量

运动量不适当，则可能达不到预期的效果，或容易发生意外情况。适宜的运动强度一般是运动后的心率控制在个人最大心率的 60% ~ 70%。40 ~ 50 岁的患者运动后的心率应控制在每分钟 130 ~ 140 次，60 岁以上的患者应控制在每分钟 120 次以内。

选择最佳的运动方式

有氧运动能降低低密度脂蛋白含量，升高高密度脂蛋白含量，有利于预防动脉粥样硬化的发生和发展。有氧运动有散步、慢跑、游泳、跳绳、健身操、太极拳、骑自行车等。

运动持续时间

每次的运动时间应控制在 30 ~ 40 分钟，并且在运动开始之前，先进行 5 ~ 10 分钟的预备活动，然后开始运动 20 ~ 30 分钟。

运动频率

对于体质较强的中青年人，可以安排每周运动 3 次或隔日 1 次，每次持续 40 ~ 60 分钟。对于体质虚弱的老年高脂血症患者来说，每周运动 4 ~ 5 次，每次持续 20 ~ 30 分钟。

选择最佳的运动时间

研究表明，日出前和傍晚为污染高峰期，最合适的运动时间为上午 10 点左右、下午 3 点左右，以及吃过晚饭的两个小时以后。

适宜的运动场地

高脂血症患者在运动时最好选择有树木、绿地或水域的地方。这些地方空气清新，负氧离子多，有益于身心健康，是运动锻炼的最好场所。

适合高脂血症患者的有氧运动疗法

散步

散步简便易行，不仅能缓解大脑的紧张状态，促进血液循环，改善心肺功能，还能提高摄氧效果。另外，散步还能有效地降血脂，预防动脉硬化和冠心病的发生。

每次散步 30 分钟，或每日至少走 3 千米，并以轻微出汗的速度进行是一大诀窍。刚开始走 10 分钟即可，一两周后，可延长至 30 分钟，并逐渐增加散步的速度。根据个人情况，一天的运动量可以分成 3 次进行，每周至少散步 5 次以上。

慢跑

慢跑简单易行，健身效果显著，不仅能降低血脂，而且可以防治高血压、冠心病、肥胖症、神经衰弱、关节炎等病症。对于脑力劳动者来说，慢跑是舒缓身心的极好方式，不仅可以将体重控制在一定范围内，防止肥胖，同时又能锻炼下肢肌肉，安全地、最大限度地增强心肺功能，还可以消除长时间用脑所带来的疲劳感，增强身体素质。

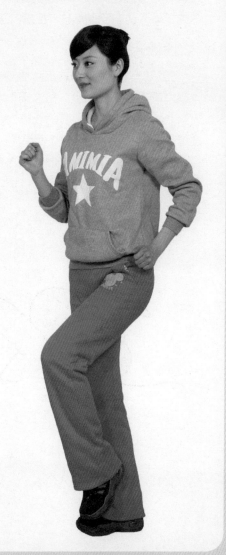

慢跑者要根据自己的实际情况量力而行。初跑者以每分钟 50 米开始，每次不少于 10 分钟。进行 1 ~ 2 周后，将速度增加至每分钟 100 ~ 150 米，每次不少于 30 分钟（每增加一级运动量，都要先适应 1 ~ 2 周的时间）。

慢跑过程中将脉搏维持在每分钟 170 ~ 180 次减去年龄的范围内。例如，60 岁的人慢跑心率维持在每分钟 180-60=120 次。高脂血症合并高血压等慢性病患者，要特别注意不可快跑，跑步的距离也可短些。

登山

登山是一项延年益寿的运动，可以称得上是"心血管体操"。它可以增加心跳、心排血量，改善各器官功能。此外，登山也可以增加肺活量，改善心肺功能；改善骨组织的血液供应，预防骨质疏松；还可以改善胃肠的消化功能，刺激肠的蠕动，对改善便秘极为有效。

一个体重 70 千克的人，以每小时 2 千米的速度在 70° 的坡度上攀登 30 分钟，所消耗的热量约为 2092 千焦，相当于以每分钟 50 米的速度在游泳池里游 40 分钟，或者在健身房连续做仰卧起坐训练 40 分钟。所以说，登山是户外活动中最能降脂减肥的一项运动。但患有关节疾病的患者和老年人不宜登山。

游泳

游泳可以有效地消耗人体热量。运动生理学学者测试表明：若在水中游 100 米，可以消耗 418 千焦热量，相当于陆地上跑 400 米，或骑自行车 1000 米。

长期游泳能增强心脏的收缩力，使血管壁厚度增加、弹性加大，心排血量也会随之增加，从而锻炼出一颗强而有力的心脏。

此外，游泳时水的浮力、阻力和压力对人体是一项经济实惠的全身按摩，还能起到健美形体的作用。

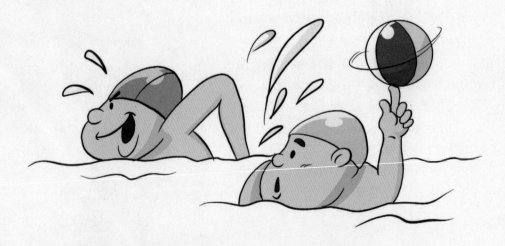

如果方法得当的话，游泳对高脂血症患者的健康改善要超过其他运动

用药指导

高脂血症用药期间的注意事项

服用降血脂药物时，患者必须清楚自己的血脂异常属于哪一种类型，然后在医生的指导下科学用药，不可自行随意更改药物和剂量；继发性（由其他疾病引起）血脂异常者应同时积极治疗原发疾病。

以下是高脂血症患者在服药时应注意的事项：

1. 服用降脂药物时，必须坚持适当的体育锻炼，控制饮食；养成良好的生活习惯，如不吸烟，不过量饮酒，关注血脂的变化。

2. 初次服药 1 ~ 3 个月内复查血脂、肝肾功能、肌酸激酶等。长期服药患者应定期检查，以便于了解降脂药物的疗效。同时，有助于医生及时调整降脂药物的种类和剂量。

3. 具体的服药时间须遵医嘱。例如，他汀类药物多在晚上服用（降脂疗效会更好），但其中的辛伐他汀和洛伐他汀等脂溶性强的药物，能够引起中枢神经的兴奋（辛伐他汀甚至能引起躁狂），晚上服用易导致失眠、头痛等症状。尤其是高脂血症并发高血压的患者，最好将降脂药物和降压药放在早晨服用。

4. 注意观察不良反应，如在服药期间出现轻度的腹部不适、恶心、厌食、呕吐和便秘等症状，就应及时到医院咨询或就诊。

5. 必须联合用药时，一定要注意剂量，用药剂量宜小，须谨遵医嘱。若服药后出现肌无力、肌痛现象，须及时求医，以便调整剂量或更换药物。

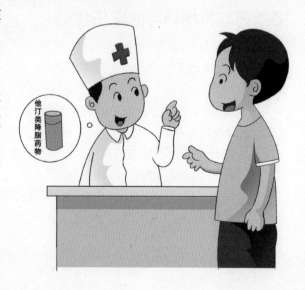

不同类型高脂血症患者的选药原则

高脂血症分类	含义	首选药物	次选药物
高胆固醇血症	仅胆固醇值高	他汀类药物	胆酸螯合剂，也可考虑烟酸类、贝特类
高三酰甘油血症	仅三酰甘油值高	贝特类药物	烟酸类药物；若三酰甘油升高不明显，也可考虑深海鱼油
混合型高脂血症	胆固醇和三酰甘油两者都高	他汀类药物（以胆固醇升高为主）	烟酸、贝特类
		贝特类药物（以三酰甘油升高为主）	烟酸类
	低密度脂蛋白胆固醇升高，高密度脂蛋白胆固醇降低	可选用他汀类药物、烟酸、贝特类或者胆酸螯合剂	

降脂药与其他药物的配伍禁忌

他汀类降脂药与贝特类降脂药同时使用，有可能引起伴有急剧肾功能恶化的横纹肌溶解症；与烟酸制剂或免疫抑制剂合用也有同样危险，特别是与环孢素同时使用更为危险。

贝特类降脂药若与抗凝血药华法林和磺脲类降糖药同时使用，会使后二者在血中游离型药物浓度增高，导致作用增强，引起不良反应。

普罗布考降脂药不得与特非那定、阿司咪唑同时使用，否则有可能引起心电图Q-T间期延长和诱发室性心律失常。

各种树脂类降脂药与许多常用处方药物存在药物相互作用，可影响药物吸收和效果。必须同时使用时，要在医生指导下，延长用药间隔。